一看就懂的育儿笔记书

儿童意外伤害预防与急救全攻略

复旦大学附属儿科医院

郑继翠 著

中国中福会出版社

序　一

孩子眼中的世界有多精彩，家长眼中的世界就有多危险。家长们既不能因为害怕可能发生的危险而因噎废食，把孩子当作笼中鸟禁闭起来，又不能听之任之，让孩子撞得头破血流。作为专业的医护人员，我们希望帮助广大家长和教育工作者，有效地将危险降至最低甚至转危为安，从而降低儿童意外伤害的发生概率，同时又教会家长和教育工作者，万一遇到已经发生的意外情况，如何在第一时间采取正确的施救措施，将伤害控制到最低程度。

1991 年颁布的《中华人民共和国未成年人保护法》中，提出"家长不应该将孩子置于险境"的法律条文，足以说明家长对孩子有效看护的重要性。

自 1996 年，我国将每年 3 月份最后一周的周一确定为"全国中小学生安全教育日"，中国公共安全教育基金会主席李晓鹏说："我们要让不同年龄段的孩子学会保护自己安全的措施，让幼儿从小就学会识别风险，让小学生学会规避火灾、地震、踩踏、性侵等风险，让中学生学会处理骨折、外伤等风险，让大学生不仅懂得自救，还会助人。"

多年来，复旦大学附属儿科医院通过文字、多媒体、社会合作等形式，以唤醒更多看护者的防范意识。现实也告诉我们，看护者的关注度是防止儿童意外伤害事件发生的关键。

防患于未然

"事故发生后，应该如何应对"，一直是家长们关注的重点，也是长久以来社会讨论的热点话题。虽然事故发生后正确的应急处理很重要，但"预防"在儿童安全中的地位是不言而喻的，如果预防做得好，孩子远离了伤害，也就不需要论及应急处理了。

安全教育，教育的不仅是孩子，更是教育家长、教师等看护者，它牵动的是千千万万的家庭，影响的是整个社会。

急救的重要性

了解急救知识，不仅对个人，对社会同样关系重大。"急救"往往与"意外"联系在一起。谁都难免发生一些意料之外的情况甚至意外伤害。在工作和生活中、在室内或户外，万一遇到突发事件，利用掌握的急救知识与技能施救，于人于己都是功德一件。所以，学习急救知识是具有前瞻性又意义非凡的事情，必要的自救与施救技能，在千钧一发之际能起到关键性的作用，有效降低二次伤害发生的可能，给医护人员的急救争取宝贵时间。

儿童意外伤害急救原则

儿童一旦遭遇意外伤害，如当事者具有救护、自救的知识，能冷静、沉着、迅速地采取急救措施，往往能在很大程度上争取时间，减少事故造成的损失，减少儿童伤残和死亡的发生率。

1. 按意外伤害的轻重缓急，可将急救等级分为三级

（1）迅速危及生命的，如淹溺、触电、雷击、外伤大出血、气管异物、车祸和中毒等。这一类事故必须在现场争分夺秒进行抢救，避免死亡。

（2）虽不会顷刻致命，但也十分严重，如各种烧烫伤、骨折、动物咬伤等，如迟迟不作处理或处理不当，可能造成终身残疾甚至

死亡。

（3）轻微的意外伤害，如被小刀划了一道口子、摔破了一点皮、烫起了一个小水疱等，这些在家里就可进行简单处理，必要时到医院进行治疗。

2. 急救处理时，应遵循的原则

（1）抢救生命。如果受伤儿童失去知觉了，心搏、呼吸不规律、快要停止或刚刚停止，当务之急就是设法暂时用人为的力量来帮助患儿呼吸、心搏，以期恢复自主呼吸，维持患儿心脏正常功能。在常温下，呼吸、心搏完全停止 4 分钟以上，生命就会岌岌可危；超过 10 分钟，复苏的可能性微乎其微。因此，当患儿的呼吸、心搏发生严重障碍时，如果不立即进行急救，只等送医院再救，往往造成不可挽回的后果。

（2）减少痛苦。在现场抢救中要尽量减少患儿痛苦，以改善病情。因为意外伤害往往伤害程度较深，如各种烧烫伤、骨折时疼痛剧烈，甚至出现休克，可能使病情加重。因此在处理和搬运时，动作要轻柔，位置要适当，语言要温和，必要时予以镇痛、镇静药物。

（3）预防并发症。在抢救患儿时要尽量减少和预防并发症的出现和留下后遗症的可能，如儿童坠落伤，就可能发生脊柱骨折或脊髓损伤。当患儿脊背疼痛，疑有脊柱骨折时，应严禁让患儿走动，做到整体搬运，转运时一定用硬板作担架运送。如果让患儿走动，或用绳索等软担架运送，或抱着、背着转送，都可能引起或加重脊髓神经损伤，造成截瘫。

3. 急救步骤

急救是给伤患儿以最大的生存机会，一定要遵循下述四个步骤。

（1）环境安全。在对患儿进行施救前一定要注意现场环境是否安全，要确保对施救者、被救者或其他人无任何危险，在大型事故现场更是如此。

（2）检查。初步检查患儿，判断神志、呼吸、脉搏是否有问题，必要时立即进行现场急救和监护。当发现拍打双肩并大声呼叫患儿，患儿没有反应时，可以呼叫周围的人一起帮忙。现场监护大多需要专业施救人员到场才能实施。

（3）呼救。请在场其他人去呼叫救护车，施救者可继续施救，一直要坚持到救护人员或其他施救者到达现场接替为止。此时第一施救者还要反映伤病人的伤病情和简单的救治过程。

（4）二次评估。如果没有发现危及受伤患儿生命的体征，可作二次评估，以免遗漏其他损伤，如骨折等。这样有利于现场施行必要的急救和稳定病情，降低并发症和伤残率。对于没有经过专业训练的施救者来讲，本点较为困难。

作为一线医护人员，我们看到了太多的愧疚与遗憾。因此下定决心，无论医务工作如何繁忙，都要为社会、为家庭编写一部以预防为主，增强看护者的防范意识，同时兼具基本的急救知识与可操作性的急救技能的图书，让我们携起手来，为孩子创建一片安全又广阔的天地！

复旦大学附属儿科医院

党委书记　徐虹

2019 年 3 月

序 二

　　非常荣幸为本书写序，我怀着激动、欣喜的心情看到了中国的医生在儿童意外伤害的预防和急救上所做出的努力。伤害是全世界儿童意外死亡的主要原因。幸运的是，大多数伤害是可以预防的。作为美国外科医师学院Ⅰ级儿科创伤中心的主任、儿科创伤协会的前任主任，我现在供职于连续多年在全美最佳儿童医院的评选中排名前三的辛辛那提儿童医学中心。可以说，我拥有充分的事实案例能够证明儿童伤害预防的重要性。

　　本书重点介绍了儿童在家庭、学校、道路、公共场所和户外各种场合下常见的意外伤害，专业的医生用尽可能浅显直白的语言把预防儿童意外伤害的精要告诉广大家长，同时书中的插图对文字进行了更好的诠释，提供了一种易于家长理解的方式来预防儿童意外伤害。书中所提供的方法让父母更为清晰地认识到，通过简单干预能够预防各种儿童意外伤害的发生，并通过简单的图解让家长可以在紧急情况下知道如何处理伤害。这本书的问世将有可能拯救中国无数儿童，使他们能够免于可预防的伤害。

　　在我的职业生涯中，我很幸运能够在辛辛那提儿童医学中心开展儿童伤害预防。对我来讲，更为重要的是有机会与世界各地的人合作，帮助提高伤害预防和伤害诊治水平。本书也代表了郑医生与我们医院创伤中心的合作。郑医生在我们中心进行了为期一年的培训，了解到更多关于儿童创伤应对和伤害预防的知识，并从那时起一直和我们亲密合作，致力于儿童意外伤害预防，努力改善中国的儿童意外伤害现状。

　　最后，感谢郑医生为保护儿童免受伤害做出的不可思议的贡献，希望更多的孩子和家庭从这本书中受益，让全天下的孩子都能够茁壮成长，幸福健康！

美国辛辛那提儿童医学中心

小儿外科临床主任

创伤中心、儿童创伤模拟培训中心及儿童伤害预防中心主任

儿童创伤协会前主任

Richard A. Falcone, Jr, MD, MPH

目 录

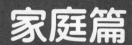

家庭篇

　　家庭是孩子觉得最安全的地方，但是你的家真的安全吗？据复旦大学附属儿科医院数据统计显示，儿童意外伤害大多都发生在家里，家里的多个角落潜伏着不同的危险。所谓意外，往往都发生在始料不及的一瞬间。

01 跌倒、跌落

案例

😊 果果 男 3岁

　　果果在客厅的沙发上又蹦又跳，突然脸朝下摔向地板，头部撞到沙发前的茶几，前额部撞在茶几边缘的棱角上，左侧上眼睑处皮肤裂伤3厘米。略有医学知识的奶奶用干净的毛巾压迫局部伤口，立即将果果送到医院，经检查无其他损伤，急诊外科医师给予清创缝合。来门诊换药时，奶奶说，幸亏是上眼睑，如果碰到眼睛就追悔莫及了。据果果妈妈讲，孩子平日在客厅、在卧室、在阳台上玩耍，不知道摔过多少次跤，有时被地面上的物品绊倒，有时滑倒，有时是攀爬跌落，总之各种原因都有。

一、安全隐患

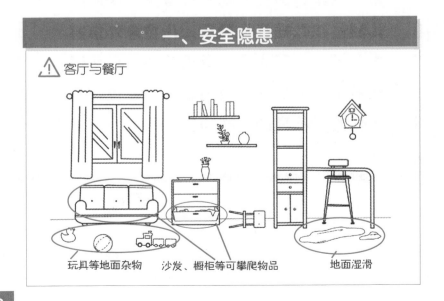

⚠️ 客厅与餐厅

玩具等地面杂物　　沙发、橱柜等可攀爬物品　　地面湿滑

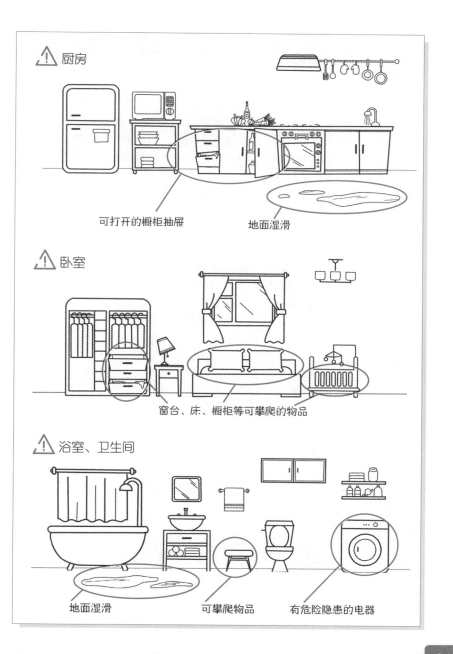

⚠ 厨房

可打开的橱柜抽屉   地面湿滑

⚠ 卧室

窗台、床、橱柜等可攀爬的物品

⚠ 浴室、卫生间

地面湿滑   可攀爬物品   有危险隐患的电器

二、高能预警

地点	注意事项	安全建议
客厅	不要把孩子单独留在桌子、沙发或其他较高的物体上	提醒孩子不要在高处蹦跳或打闹，每个孩子都有一个爬高观察世界的敏感期，在这个敏感期需要家长紧密看护，而不是一味的阻止
	不要让孩子坐在无靠背、脚不能着地的椅子上	可在地面铺设地毯或地垫
	防止孩子利用抽屉攀爬至高处导致跌落	使用儿童安全锁固定可开启的抽屉。告诉孩子不要往高处攀爬，或去拿高处的东西，如有需要的话，一定要请**大人来帮忙**
	不要让桌椅、玩具、杂物等散落一地，以防孩子绊倒	保持整洁，尤其地上不要乱拖电线
	不要经常给地板打蜡，以免滑倒	告诉孩子要小心慢行
餐厅	地面不要残留水渍	吃完东西及时整理，尽量不要让孩子在餐厅玩耍
厨房	不要让孩子随意进出厨房	在厨房铺设防滑垫，及时拖干地上的水渍，防止孩子滑倒

地点	注意事项	安全建议
卧室	婴儿（儿童）床、桌椅等尽量不要放在窗台下或靠近窗台处，不要拆除婴儿床的栅栏	婴儿床可以紧挨着墙，但不要靠着窗台放，但如果离开墙放置的话，则需要与墙保持至少50厘米的距离
	不要单独把婴儿放在沙发或没有围栏的小床上睡觉或玩耍	最好在床边的地板上铺设被子或垫子
卫生间	不要让3岁以下的孩子独自进出澡盆	抱孩子进入澡盆的时候，大人一定要抱稳孩子
	不要为了去做其他事情，而暂时把孩子独自放在洗衣机盖上、马桶盖上	尽量不要在洗衣机、台盆的旁边放置铁桶、垃圾桶或踩脚凳等踏脚物
	进出浴室要使用防滑拖鞋	淋浴房内外、浴缸外、洗手池边等处建议铺设防滑垫，并定期检查防滑效果，若老化须及时更换
	地面不要残留水渍	保持室内干燥通风，使用完浴室或洗手间后，及时拖干湿滑的地面、排空积水，防止进出时滑倒
其他	抱婴儿时要平稳，不要用力上下颠，更不要剧烈摇晃	换人抱孩子时，要确定对方确实抱实了，再放手

地点	注意事项	安全建议
其他	家中如使用的是尖锐边角的家具，一定要预防孩子撞伤	有孩子的家庭，最好选择弧形边缘的家具；如果家具边缘是尖角的话，尽可能将家具的四角用防护材料包裹起来，例如各种类型的防撞条和防撞角，以软塑胶质地的为宜，不要选用木质的
	家中如有楼梯，不要让孩子擅自攀爬楼梯	在楼梯的顶部和底部设置安全门，门上最好放置铃铛
	引导孩子认识玻璃，了解玻璃的危险性	玻璃，尤其是落地玻璃上，最好贴一些装饰性的花纹，以免孩子"视若无物"地往上撞

三、急救措施

 首先确认

◇ 是否出现过昏迷,哪怕是一过性的昏迷。

◇ 是否哭闹不止。

◇ 是否精神萎靡、食欲不振或烦躁不安。

◇ 是否出现呕吐、嗜睡现象。

如果孩子出现这些情况,最好去医院检查,因为有的孩子在跌落后,即刻反应不大,可能数小时或数天后才出现症状。

 分级处理

◇ 紧急处理

对于头部着地、不哭不闹的孩子,一定要送医院检查,而且要注意在送医途中不要晃动孩子的头部,尽量以温和的方式固定孩子的头部,比如在头部两侧放上沙袋或米袋,也可以把毛巾卷成卷置于颈部两侧。

◇ 观察处理

◆ 对于精神正常、没有呕吐、食欲减退等消化道症状的孩子,部分是可以持续观察的,发现有异常情况需要及时送医。

◆ 伤口较大、出血较多时,不建议将药粉直接撒在伤口上,而是要局部压迫止血,并及时送到医院进行清创处理,根据具体情况由医生决定是否注射破伤风抗毒素。因为伤口表面撒药粉,会对医生判断伤口和清理伤口带来不便,甚至会延长伤口清理的时间。

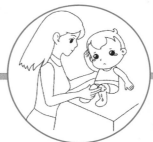

压迫止血

◇ 常见伤处理

◆ 擦伤

对于一些小的擦伤，很多家长喜欢给孩子搽红药水、紫药水，或者直接用药粉覆盖表面。但正确的处理方法是：用消毒喷雾剂或消毒湿巾清洁伤口。如果家中没有备以上两种物品，可先用清水冲洗伤口，消毒后局部使用抗生素性软膏。一般无需马上就医，但要留意伤口愈合程度。

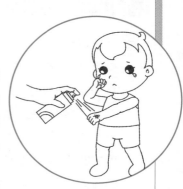

用消毒喷雾剂或消毒湿巾清洁孩子的擦伤伤口

◆ 淤青

小的淤青，大部分是皮下毛细血管出血，小面积的瘀青且皮下无硬结，几日后会自动褪去，无需特殊处理。

大面积瘀青，或无法确认局部是否有其他损伤的状态下，需要及时就医。

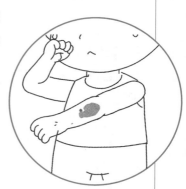

皮下无硬结，逐渐消退

无论是何种伤，在送医的途中，暂时不要给孩子进食、进水。

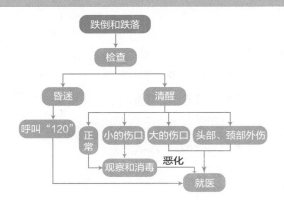

跌倒和跌落的处置流程

◆ 头部外伤

大多数孩子头部受伤属于轻微伤害，一般不会造成严重的问题，如：

· 受伤前身体状态良好。

· 受伤后，精神、消化道等没有任何异常。

· 身体其他部位没有损伤。

但对于以下儿童，如果滑倒或跌落后撞到头部，则需要密切关注：

· 小于 2 岁。

· 有可疑的颈部损伤。

· 已经有神经系统疾病如运动障碍或癫痫等。

· 发育迟缓或发育困难。

· 有易出血倾向。

· 儿童虐待伤。

对于此类患儿，即使很轻微的头部碰撞也可能会导致较严重的头部外伤。

◆ 头部撞伤

·开放性损伤：头部有伤口，出血较多，首先要用干净的纱布或者其他干净的布进行局部压迫，同时到医院就诊；如果伤口非常小，出血不多，也可以在家自己消毒、包扎，但无论哪种情况，如果家长无法完成，都要及时送孩子到医院。

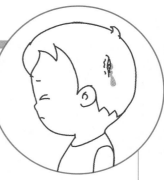

开放性损伤

·局部碰撞后，有肿胀，无开放性伤口，可以冷敷 20 分钟左右（忌用冰直接外敷）。

·如果碰撞后孩子有哭闹但不超过 10 分钟，能和家长如平日一样玩耍、说笑等，可以继续观察 48~72 小时。

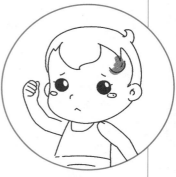

局部有肿

孩子有以下情况或者在观察的过程中出现以下情况时需要及时就医：

·失去意识。

·持续性头痛、头晕，尤其是逐渐加重者。

·恶心呕吐。

·言语或口齿不清。

·持续性或反复性头晕。

·精神异常，如容易激动或者有其他异常行为，或者嗜睡、烦躁、精神不振等。

·行走困难或行走障碍或左右摇摆等。

·复视或看东西不清晰。

· 面色苍白。

· 抽搐发作。

· 不认识家人。

· 上肢或下肢无力。

· 如有异物嵌入头部，切不可随意拔出，需及时就医。

· 撞伤后，耳朵、鼻子出血或有液体流出，擦除后还是持续有液体或血液流出。

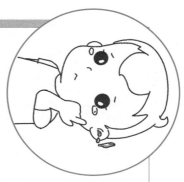

脑脊液耳漏

有些孩子头部外伤就诊后或者自行检查后没有特殊发现，在家里需要持续观察以下几个方面：

· 意识：观察孩子有没有意识的改变。

· 精神行为：观察孩子是否容易激动，是否嗜睡、没精神。

· 消化系统：在最初的 6 个小时内，不要给孩子进食，可适当饮水，之后恢复进食，应观察是否有消化道症状如拒食、呕吐等。

陪伴：不要让孩子独自入睡，在伤后 24 小时内，一定要有人陪伴。

询问：间隔性地问孩子是否头晕、头痛、疲倦等。

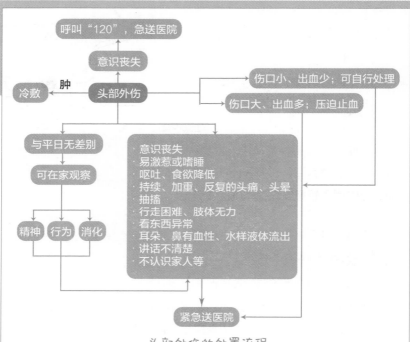

呼叫"120"，急送医院

意识丧失

冷敷 ← 肿 ← 头部外伤 → 伤口小、出血少；可自行处理

头部外伤 → 伤口大、出血多；压迫止血

与平日无差别

可在家观察

精神 行为 消化

- 意识丧失
- 易激惹或嗜睡
- 呕吐、食欲降低
- 持续、加重、反复的头痛、头晕
- 抽搐
- 行走困难、肢体无力
- 看东西异常
- 耳朵、鼻有血性、水样液体流出
- 讲话不清楚
- 不认识家人等

紧急送医院

头部外伤的处置流程

◆ 其他部位撞伤

·肢体撞伤：四肢运动异常，肢体无力、抓握困难、走路异常、姿势笨拙等，均需及时就医。

·胸部撞伤：局部疼痛剧烈或逐渐加重；呼吸有困难等需及时就医。

·腹部撞伤：持续性腹痛，或逐渐加重；恶心呕吐；有开放性伤口；或无法判断腹部情况等均需及时就诊。

·背部撞伤：让孩子仰卧在坚硬的木板上，将枕头分别垫在颈部和腰部，使脊柱保持自然弯曲。

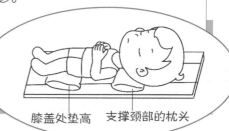

膝盖处垫高　支撑颈部的枕头

背部撞伤处置方式

* 不可有坐或盘坐的姿势。
* 移动时同时固定颈部；搬运时避免摇动躺板。

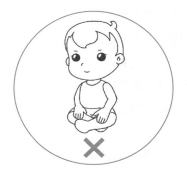

不可坐或盘坐

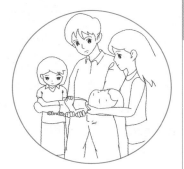

移动时固定颈部

· 腰骶部撞伤：

* 固定腰骶部，不使受伤部位移动；

* 冷敷的方式可以减少内出血。

* 尽量让孩子保持镇静。

* 忌揉撞伤部位。

* 发生呕吐时，将孩子的头向一侧倾斜。

* 伤口大，流血特别多时，不适合家长自行包扎。但家长可以局部加压覆盖患处。

* 孩子撞伤后哭闹，经过安慰，过一段时间后还是哭闹不止等，需及时就诊。

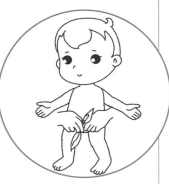

腰骶部撞伤处理方式

◆ 颈部外伤

·让孩子保持安静，密切观察伤部及孩子的整体情况。

·尽量平躺，不要让孩子坐着，不要移动头部和颈部。

·可以冷敷（尽量不要直接冰敷）撞伤的位置；如果有伤口创面，可以先局部消毒；如果有出血，可以用干净的纱布或布块加压止血。

·移动时需固定头部，可用毛巾或衣物等卷成圆筒状放在颈部的两侧固定，减少颈部移动。

·颈部有气管、食管以及神经大血管，是人体重要的部位，被严重撞击后应尽快送医院。

02 高空坠落伤

☺ **轩轩 男 5 岁 8 个月**

下午妈妈出去买菜，轩轩独自在阳台上玩。玩了不知道多久，轩轩想出去找妈妈，就从 6 楼的阳台上爬了出来，跌落在水泥地面。所幸轩轩没有生命危险，但有肺部损伤、胸椎骨折和骨盆骨折。

☺ **如儿 女 3 岁 5 个月**

晚上 10 点如儿甜甜地入睡了。爸爸妈妈有点事情出门，家里只留下熟睡的如儿。3 个小时过后，爸爸妈妈回来，却不见了如儿，窗是打开的。等找到如儿的时候发现她躺在楼下的地面上。不幸的是，如儿送到医院已经没有了生命迹象。

☺ **辰辰 男 7 岁 7 个月**

辰辰在阳台上玩，有东西自阳台掉在外面的地面上，辰辰要去拿跌落的东西，就从 2 楼的窗户跳了下去。辰辰是幸运的，他跳到了草地上，双脚着地，送到医院检查，没有发现损伤。

一、安全隐患

⚠ 窗台

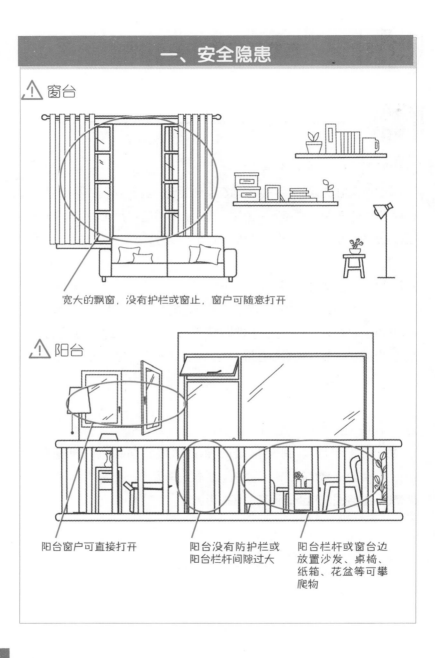

宽大的飘窗，没有护栏或窗止，窗户可随意打开

⚠ 阳台

阳台窗户可直接打开

阳台没有防护栏或
阳台栏杆间隙过大

阳台栏杆或窗台边
放置沙发、桌椅、
纸箱、花盆等可攀
爬物

二、高能预警

地点	注意事项	安全建议
窗台阳台	没有护栏或者限位器的窗户不要完全敞开	安装防护窗、窗止，或隐形防盗网、护栏。窗护栏之间的最大间距或窗户的最大开合控制在 10 厘米以内（因为大多数 6 岁以下的儿童可以通过 15 厘米的开口）。必须指出的是，**纱窗无法防止孩子发生坠落**
	不在窗台、阳台下方或附近放置任何可能让孩子攀爬的凳子、桌子等物品	告诫孩子不要在窗台、阳台边玩耍。在看动画片时，有意提醒孩子千万不要模仿动画片中的超人等角色
	不能将孩子（特别是小年龄）独自留在家中，让孩子在成人视线之内	孩子玩耍的地方要关闭窗户，家长必须密切监护

三、急救措施

 立即拨打急救电话"120"（北京地区有"120"和"199"）。

 同时快速检查：

◇ 检查口袋里是否有硬的东西，需要及时去除；

◇ 判断孩子是否有意识、呼吸、心跳，如果没有，立即进行心肺复苏（详见第 20~23 页）；

◇ 判断孩子是否有损伤或出血，如有需快速压迫止血；

◇ 及时清除口腔分泌物；

◇ 让孩子平躺，注意保护颈椎，不要移动头部和颈部，不要随意抱起孩子，更不要让孩子坐着；

◇ 可以用毛巾或衣物等卷成圆筒状放在颈部的两侧固定，以防颈部移动；

◇ 若必须移动时，一定要几个人同时抬起患儿，做到整体搬运，轻抬轻放，千万小心；

◇ 可以用冷水将毛巾弄湿或用毛巾、布包裹冰块后敷在撞击的地方。如有伤口，可用清水冲洗伤口；如有出血，就用干净的布块加压止血；

◇ 如急救车需很久才到，应及时送去最近的医院就诊。

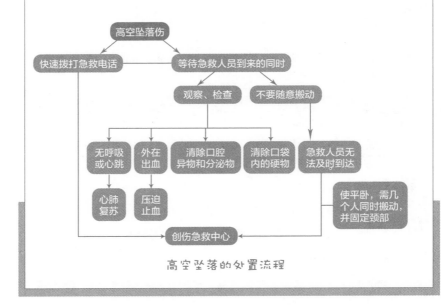

高空坠落的处置流程

注意：

◆ 无论在何种情况下，首先要判断现场环境是否安全。

◆ 现场环境安全的情况下，同时进行呼救，也就是叫周围的人帮忙呼叫急救人员，如打"120"等。

◆ 在等待专业急救人员到现场之前，如果有能力可以进行以下操作：

· 判断意识：儿童拍肩（轻拍重喊，如均无反应，确定为意识丧失）；婴儿拍打足底观察有无反应。

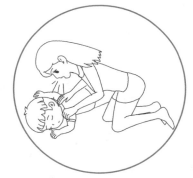
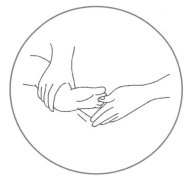

儿童，拍打双肩　　　　　　　婴儿，拍打足底

· 摆放体位：仰卧位，如果患儿为俯卧位，请小心将其翻成仰卧位。

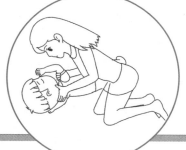

翻动患者的方法

·判断呼吸：一听（是否有呼吸声），二看（是否有胸廓起伏），三感觉（是否有呼吸气流），时间在10秒内。

·判断脉搏：儿童检查颈动脉搏动：一只手置于患儿的前额，保持患儿仰头，另一只手的2或3根手指找到气管，将手指滑到气管和颈侧肌肉之间的沟内，可以摸到颈动脉的搏动。婴儿或新生儿检查肱动脉搏动：食指和中指置于患儿的上臂内侧、肘和肩膀之间。

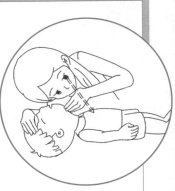

判断呼吸

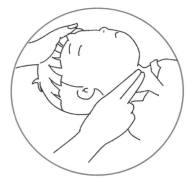

儿童，检查颈动脉

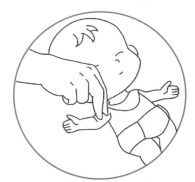

婴儿，检查肱动脉

·胸外按压：如没有反应，没有脉搏，开始进行心肺复苏。

*定位及按压：胸骨下半部。

单掌、双掌掌根部按压，肘关节伸直；以上半身重量垂直下压，压力均匀，不可使用瞬间力量；按压频率100～120次/分，按压深度至少5厘米，不多于6厘米；每次按压后胸廓完全回弹；尽可能减

少按压中断时间。（婴儿可双指按压或双拇指环绕法按压，深度4厘米）

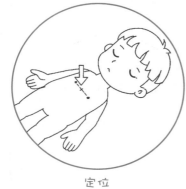

定位

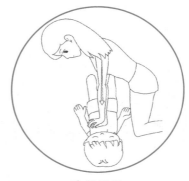

胸外按压

* 开放气道：观察口腔内有无异物，清除口、鼻腔内异物。

仰头提颏法：一只手放在患儿前额，手掌小鱼际把额头用力向后推，使头部向后仰，另一只手的手指放在下颌骨处，使下颌向上抬起，不要用力压迫下颌部软组织。（创伤患儿慎用此法）

双手托颌法：手放置于患儿头部两侧，肘部支撑在患儿躺卧平面上，握紧下颌角，用力向上托下颌，如果患儿紧闭双唇，可用拇指把口唇打开（对疑有颈部创伤的患儿，此法更安全，不因颈部活动而加重颈椎和脊髓损伤）。

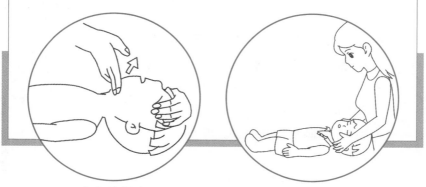

仰头举颏法　　　　　　　双手抬颌法

*人工呼吸：口对口、口对口鼻；始终保持气道通畅；吹气时不能漏气；连吹两次，中间让患儿呼出；确保患儿胸廓起伏（避免过度通气）。

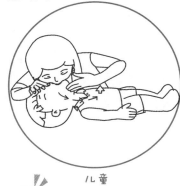

儿童

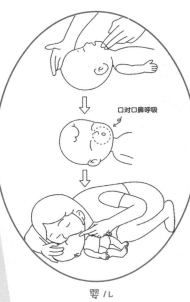

口对口鼻呼吸

婴儿

　　人工呼吸与胸外按压交替进行，每 30 次按压加 2 次人工呼吸为一个回合，5 个回合为一个周期。

　　待急救人员到达现场后转交给急救人员。

◆ 心肺复苏有效指征（由专业人员判定）

· 双侧瞳孔由散大而缩小。

· 面色、口唇、耳垂、甲床转为红润。

· 自主呼吸逐渐恢复。

· 触摸到有规律的动脉搏动。

· 开始呻吟。

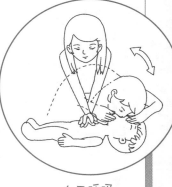

人工呼吸

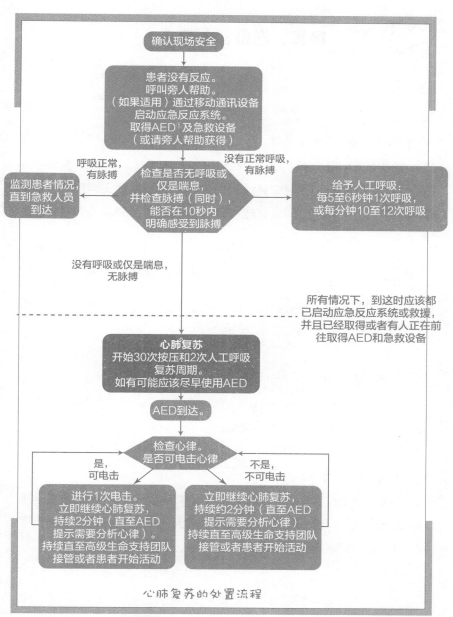

心肺复苏的处置流程

① AED：自动体外除颤器

03 异物、误食、中毒

案例

👶 **诺儿 女 1岁1个月**

因误吸入牛奶的吸管包装塑料纸，出现呼吸困难，胸部 CT 显示左肺肺气肿，左肺主支气管异物。麻醉下行纤维支气管镜检查及异物钳取出术。异物虽然取出来了，但患儿因为脑缺血缺氧时间长、脑水肿等，最终治疗无效。

👶 **芳芳 女 3岁**

误服彩色磁珠，出现腹痛，腹腔镜检查见肠穿孔，行异物取出及肠切除肠吻合术。术后恢复好。

👶 **磊磊 男 3岁**

看到妈妈放在果盘里的西瓜子，学妈妈嗑瓜子，一阵呛咳，瓜子落入支气管，入院后用支气管镜将异物取出。

👶 **小福 男 2岁**

看到桌子上有饮料瓶，里面装着水，直接喝了一口，没有想到的是瓶子里装的不是水，也不是饮料，而是爸爸放的洗涤剂。小福的食道被严重烧灼伤，出现食管狭窄，反复进行扩张，最后不得不进行更大的手术。

😊 **翔翔 男 2岁7个月**

　　发病前孩子无明显诱因地出现发热、嗜睡、呼吸困难、抽搐等，经过家长反复查找原因，发现家中的药品"地芬诺酯"少了50片，后经毒物鉴定，显示血液含"地芬诺酯"，原来翔翔把药片吃掉了。

😊 **歆歆 女 3岁1个月**

　　妈妈把电蚊香液（氯氟醚菊酯）放在桌子上，歆歆误以为是饮料，喝进去15毫升左右，出现抽搐、呼之不应、消化道出血等症状。

一、安全隐患

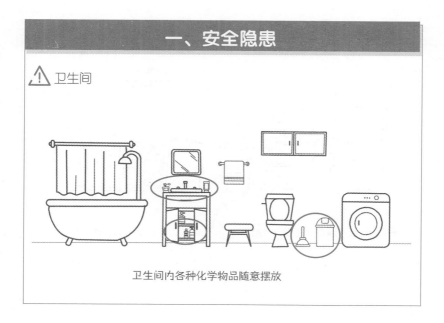

⚠️ 卫生间

卫生间内各种化学物品随意摆放

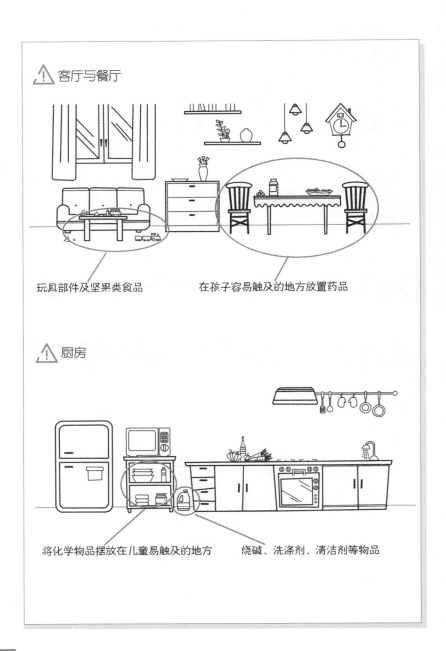

⚠ 客厅与餐厅

玩具部件及坚果类食品

在孩子容易触及的地方放置药品

⚠ 厨房

将化学物品摆放在儿童易触及的地方

烧碱、洗涤剂、清洁剂等物品

二、高能预警

地点或场合	注意事项	安全建议
客厅	孩子通过观察、触摸、品尝来感知认识世界，在这个过程中，他们往往会将触手可及的小物件塞入自己身上的小孔里（主要有眼睛、鼻子、耳朵、嘴巴或泌尿生殖系统）。不要把小的物件放置在孩子能够触摸到的地方	使用小部件测量筒。小部件测试筒的使用方法：完全没入的为小部件，请远离孩子。凡是能完全放入这个测量筒的玩具或其他物品，不建议给3岁以下的孩子玩耍或使用 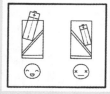 小部件测量筒
	要特别关注包装袋上标明的适用年龄，给孩子玩的玩具要看是否有可拆卸的部件，若有可拆卸的部分，也需要使用小部件测量筒进行评估，以免孩子在游戏过程中拆卸并放入口中	小的玩具要在家长全程看护下玩耍。经常打扫地面、整理客厅及房间的杂物，及时收纳，放置高处
餐厅	给孩子食用坚果类、果冻等食物时需谨慎	不要给过小的孩子喂食坚果或果冻等食物。平时要加强对孩子的教育，还需要家长注意好好保管类似的食物
	不要拿酒对孩子进行引逗；用酒精擦拭降温时，用量须适当	酒精及家中的酒类饮品等应及时收纳，放在孩子无法触及的位置

地点	注意事项	安全建议
厨房、卫生间	千万不要用饮料瓶等存放化学物品	化学物品存放在孩子不可触及的地方，如放在矮处需用儿童安全锁锁住。在危险的化学物品或药品表面粘贴"有毒有害物品"贴纸，并让孩子清楚知道。贴有该贴纸的物品是不能接触的 有毒有害物品贴纸
	不要在密闭的环境下发动汽车；不要在室内使用炭烤架或便携式丙烷烤架；室内取暖时不使用煤气炉或炉灶	安装家庭烟雾和燃气报警器，同时定期检测，确保正常使用；家内电器、燃气等定期检测；饭前饭后检测燃气灶是否关闭 烟雾、燃气报警器
其他	不要在用完的药瓶内装其他物品。及时清除过期药品	将药品放在孩子不可触及的地方，明确告诉孩子不要触碰任何药物
	尽量不要给孩子服用类似糖果的药品	无论是孩子的药品还是大人的药品，都要放在孩子不可触及的地方

三、急救措施

 异物入眼①

俗话说 "眼睛是心灵的窗户"，眼睛是人体直接认识五彩缤纷的外部世界的感觉器官。在日常生活中，异物入眼是最常见的眼损伤，如沙粒或污垢吹进孩子的眼内等。孩子反复揉眼睛，眼睛会变红。因为异物常常隐藏在上眼睑之下，父母很难发现它。异物入眼后，可立即引起不同程度的眼内异物感、疼痛及反射性流泪，严重的会造成眼球损伤，使视觉功能受损，轻者视力下降，重者可能完全丧失视力。

如果有异物进入眼内，孩子无法控制揉擦，或家长不知如何处理时，最佳的处理方法是去眼科急诊。家庭处理时可以进行如下操作。

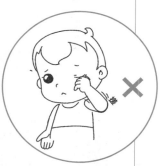

异物入眼忌揉

◇ 忌揉：异物入眼后，一定不要用手揉擦眼睛，以免异物擦伤角膜。对于大孩子，让他先冷静地闭上眼睛休息片刻，对于年幼儿童应控制住他的双手，等眼泪大量分泌，不断夺眶而出时，让他尝试慢慢睁开眼睛眨几下，多数情况下，大量的泪水会将眼内异物 "冲洗" 出来。

◇ 冲洗：泪水不能将异物冲出时，可将患眼撑开，用注射器吸满冷开水或生理盐水冲洗眼睛，或用杯子冲洗眼睛。不过这种方法对于年幼儿童或者难以配合的孩子很难做到。一般不建议这样处理。

◇ 就医：如果上述方法都无效，或者因各种原因无法做到时，应立即带孩子到医院请眼科医师帮忙。异物取出后，如仍有疼痛或不适时，也应尽快带孩子就医。如遇有毒物品入眼，即使已经冲洗仍需要看医生。

① "异物入眼" 内容由上海和睦家医院眼科医生生晖提供。

◇ 用药：异物取出后，可适当滴入一些眼药水或眼药膏，以防感染，应在医生的指导下使用药物。

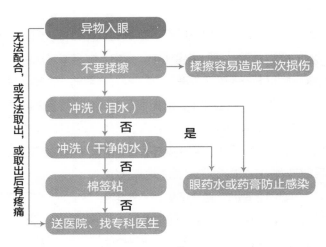

异物入眼的处置流程

严禁自作主张用针挑或其他不干净的物品擦拭，这样会对眼睛造成二次伤害。

 异物入耳[1]

常见的异物有昆虫、植物种子、磁性耳机、小玩具、珠子、薄纸等。异物进入耳内，最佳的处理是去耳鼻喉科就诊，如果一时无法前往，可以试用以下几种方法。

◇ 昆虫入耳：如果是昆虫进入耳道，很容易破坏鼓膜，尤其是患者得知有异物进入，而用其他物品去处理时，会迫使昆虫尽力向里面挣扎，从而破坏鼓膜。

[1] "异物入耳"内容由复旦大学附属华东医院韩朝医生提供。

◆ 光诱法：到黑暗处用手电筒照射耳孔，虫子喜光，会顺着光线爬出来。

◆ 淹毙法：如果耳朵疼痛不是很严重（说明鼓膜良好），可以尝试往耳朵内注一点儿洁净的水，迫使昆虫死亡或逃出，几分钟后虫子会被淹死，再耳道口朝下，让死虫随液体流出。

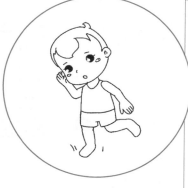

单脚侧耳跳

◇ 水入耳：可用脱脂棉球把耳内水液吸出，或让进水一侧的耳道朝下，单脚跳跃，水珠即可流出，再用棉签在耳道内轻轻转动擦干。

◇ 植物种子入耳：如小豆粒、花的种子等，不深的情况下可以尝试从边缘用挖耳勺探入、撬出。忌用水冲，以免种子胀大，更不易取出，长时间还可能引起种子发芽，耳道感染。也可试行身体弯向有异物的耳朵一侧，单脚跳让种子排出。

◇ 玩具部件入耳：如为小弹丸一类东西入耳，可参照种子入耳，单脚跳排出。

◇ 棉花或纸片入耳：如果孩子把棉花、纸片塞进耳内，可用细的镊子，轻轻地伸入耳道，把它慢慢地钳出来。

无论如何，当异物进入耳内，应及时就诊，让医生来帮忙将异物取出，以避免二次损伤。

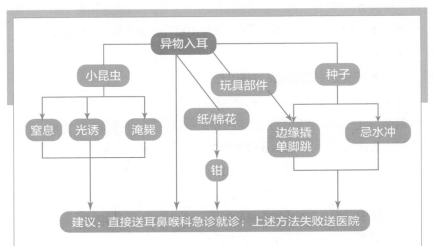

异物入耳的处置流程

 异物入鼻[1]

鼻内异物常见于幼儿和学龄前儿童，较少见于年龄较大的儿童和青少年。各种各样的异物可进入鼻子，如珠子、别针、钉子、螺丝、纸、石头、小玩具、粉笔、豆类、种子和糖果等。

一旦怀疑孩子鼻腔内有异物，家长一定不要试图抓住或拉出卡进孩子鼻内的物体。这可能会推动物体更深入鼻内或移到后鼻腔，甚至进一步落入并卡在气道内，或者被孩子吸入肺部。所以一定要及时就医，让医生尽快将异物取出。

◇ 在某些特殊没有办法立即就医的情况下，家长也可以尝试英国格拉斯哥皇家儿童医院耳鼻喉科的马里塞医生介绍的鼻腔异物取出的新方法——"母亲之吻"，具体步骤如下：

◆ 对孩子说明用意，并适当作出某些承

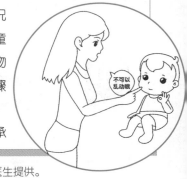

不可以乱动哦

[1] "异物入鼻"内容由复旦大学附属华东医院韩朝医生提供。

诺，以取得孩子的合作。

◆ 让孩子端坐或直立，稍张口。

◆ 孩子的母亲或父亲张口贴紧孩子的口，将嘴覆盖住孩子的嘴。

◆ 用一根手指按压住没有异物一侧的鼻孔使该侧鼻孔闭塞。

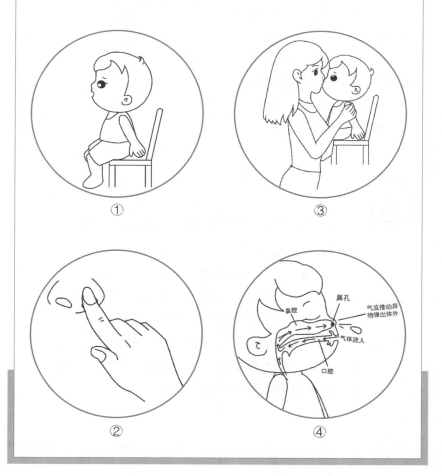

◆ 趁孩子呼气时猛吹一大口气，空气将通过有异物的鼻腔并将异物带出，异物便会弹出体外。

发现异物进入孩子鼻腔后，这种安全、有效、无痛苦的家庭应急处理方法，孩子比较乐意接受。即使失败，也不影响就医处理。根据已有的系列病例显示，该技术总成功率达 59.9%，且无不良反应报告。

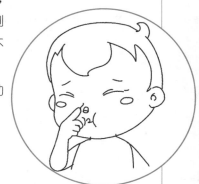

◇ 对于较大的孩子，父母还可以帮助孩子做以下动作，以排除异物。

◆ 压住无异物的一侧鼻孔。

◆ 有异物的鼻孔用力哼气。

某些情况下，异物长时间堵在鼻腔内会引起感染。需要就医进行抗炎治疗。

异物排出后，鼻腔内可能会有短时间的出血，可以参照"鼻出血"部分进行处理（见本书第 73 页）。如果异物排不出，一定要抓紧时间去看医生，由医生来帮助取出。如果异物顺利排出，也建议带孩子去看医生，让医生进一步检查鼻腔或耳朵，因为临床经验显示，有些孩子会同时将异物塞入鼻子和耳朵里。

异物入咽喉①

很多孩子会有被鱼刺卡住的经历，当然除了鱼刺，其他物体如饭中异物或蔬果种子也容易卡住孩子娇嫩的喉咙。如果张口就可以看到异物的话，可以尝试让孩子张大嘴巴，降低舌根，让家长用镊子夹出。无法正确实施此法或其他情况均建议去耳鼻喉科就诊取出。

 异物入气管

气管支气管异物吸入是一种潜在的危及生命的伤害，因为它可能通过阻塞呼吸道来阻止呼吸，从而损害氧合和通气。多发生在3岁以下的儿童中，尤以1~2岁为主。常见的进入气管支气管的异物有硬币、发夹、图钉、钮扣电池、扣子、笔帽、橡皮、玩具的小零件、蚕豆、花生、黄豆等，引起气管堵塞的软质食物最危险的莫过于果冻、葡萄和汤圆等。

异物进入气管，如果孩子呼吸正常，可以让孩子用力咳嗽，将异物咳出；如果咳不出，就需要及时就医。如果孩子面色不好、呼吸困难，第一时间拨打"120"，同时立即使用海姆立克急救法②进行施救。不要试图通过拍背或用手指伸进口腔咽喉抠出来的方法，不但无效，反而容易使异物进入更深的呼吸道。

◇ 1岁以内的婴儿

◆ 首先确认是否有异物堵塞呼吸道，观察孩子是否呼吸困难，如有异物堵塞呼吸道，孩子可能有吸气性呼吸困难伴喘鸣，可有烦躁、口唇或面色发紫情况。

◆ 从婴儿气道中清除异物需要结合拍背和胸部快速按压。

第一步：跪下或坐下，将婴儿放在大人的膝盖上，使婴儿俯卧位

①异物入咽喉内容由复旦大学附属华东医院韩朝医生提供。
②海姆立克急救法，也称"海氏急救法"，是美国医生海姆立克发明的。主要拯救因急性呼吸道异物堵塞而无法进行呼吸，可能因缺氧而意外死亡的患者。因此该方法被人们称为"生命的拥抱"。

（脸向下），头部略低于胸部，头靠在大人的前臂上。大人用手托住婴儿的头部和下颌，将前臂靠在膝盖或大腿上，支撑婴儿。另一侧单手以手掌根部用力拍其背部中央的两肩胛骨之间，连续拍击5次，并观察异物是否吐出；无效则进行下一步。

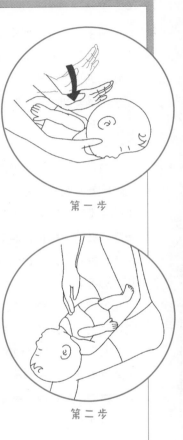

第一步

第二步：若异物仍未排出，将患儿翻至另外一个手臂，用手臂支撑患儿的背部，手掌托住婴儿颈部，低于躯干，进行最多5次向下的胸部快速按压，位置与进行胸外按压相同——乳头连线正下方。观察异物是否排出。

重复以上两步，直至异物排出。

在对婴儿进行急救时请务必注意保护婴儿的颈部，不要过度用力。勿将婴儿双脚抓起倒吊从背部拍打，不仅对排除气管异物无效，还可能造成婴儿颈椎受伤。

第二步

如果以上动作后，患儿变得没有反应，因立即停止拍背，开始心肺复苏。

◇ 1岁以上的儿童

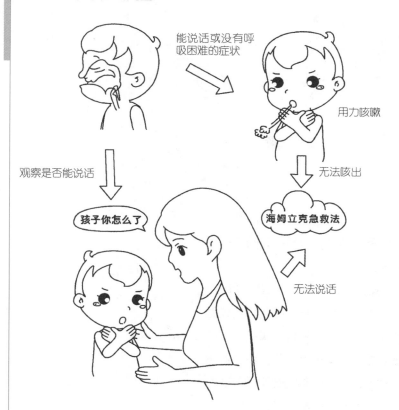

第一步：提问以确定是否有异物梗阻，根据孩子有没有反应、是否能说话和有没有呼吸困难，决定是否立即开始海姆立克急救法。如果患儿表现出轻度的气道梗阻，鼓励其继续咳嗽，不要马上进行叩击背部、按压胸部和挤压腹部等损伤性治疗。如果表现为严重的气道梗

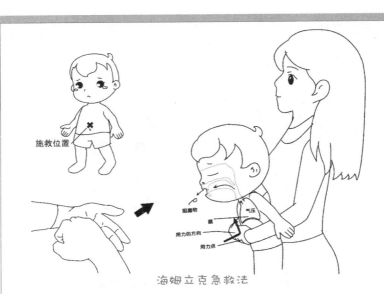

施救位置

阻塞物

气压

膈

用力的方向

用力点

海姆立克急救法

阻但意识清楚，可施行海姆立克急
救法。

第二步：使用海姆立克急救法：
让孩子双腿略分开，施救者站或跪
在孩子身后，一条腿支撑在孩子两
腿中间，一手握空心拳，将大拇指
侧抵肚脐和剑突（胸骨最下面）之间，
另一只手握紧此拳，快速向内向上
冲击，观察孩子的意识和有无异物
吐出来，直到孩子不再强烈哭闹且呼吸顺畅。

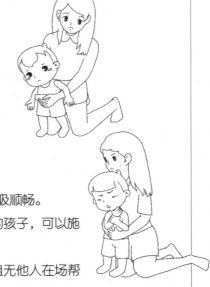

◆ 对于青少年，或者身材较高的孩子，可以施
行标准的海氏技法。

◆ 对于有自救能力的患儿，并且无他人在场帮

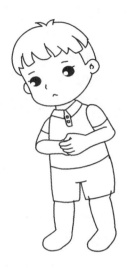

自己的拳头和另一只手掌迅猛挤压胸骨和肚脐之间的部位

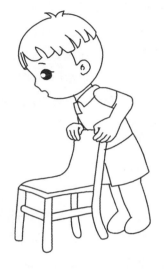

上腹部挤压在一块坚硬但不尖锐的平面上，如椅背、桌缘、走廊栏杆，连续向内、向上冲击5次

助时，可以采用自救腹部冲击法。

◆ 如果家里有两个人，可以一人开始施救，一人拨打"120"。

◆ 上述是对意识清醒患儿的急救措施，对于无意识的患儿或者进行海姆立克急救法中途丧失意识者，需要进行心肺复苏。注意，进行人工呼吸时需要首先清除孩子口咽部异物。

 异物入消化道

儿童是消化道异物的高发人群，特别是 1~4 岁为发病高峰。消化道异物所引发的并发症对儿童构成了严重的威胁。尖锐异物如枣核、鱼刺、骨头等容易刺穿消化道引起穿孔；金属类异物如硬币容易卡压食道；钮扣电池容易腐蚀消化道；化学物品易引起烧灼伤；磁珠或磁铁等特别是 2 个或 2 个以上进入消化道后，引起消化道梗阻穿孔；其他异物进入消化道有些可以自行排出，有些容易引起肠梗阻等。

异物进入消化道后，建议家长及时带孩子就医，根据医生建议进一步处理。

 误食化学物品

◇ 立即拨打急救电话。

◇ 催吐：一般使用刺激咽喉的方式催吐；但并不是所有误服的化学品都适合催吐，当误服具有腐蚀性的药物如石炭酸、来苏尔等时，不宜催吐，以免食道和咽喉部再次受到损害，应尽快喂服牛奶、豆浆、

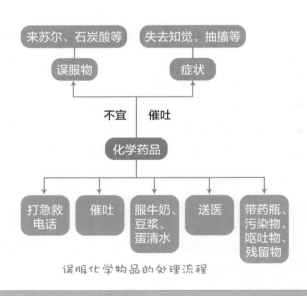

误服化学物品的处理流程

蛋清水等,可缓解毒性;对于婴儿和失去知觉或伴抽搐的孩子不宜催吐。

◇ 催吐前服用大量清水,可使毒物连水呕出,效果更好;服用大量牛奶(可为 500 毫升)可减少毒物的吸收;豆浆或蛋清水(一杯清水 + 一只鸡蛋的蛋白)和藕粉稀糊也有一定的解毒作用。

◇ 无论何种情况下送孩子至医院时应带上吃错的药或药瓶,如不知何药,把孩子的呕吐物、污染物或残留物带到医院,以备检查,为医生的诊治提供线索。

 酒精中毒

酒精中毒也叫乙醇中毒,成人比较常见,小儿酒精中毒相对较少。但一旦发生,对孩子的危害要大于成人,甚至引起严重后果。儿童酒精中毒常见的原因有高热酒精擦拭、误服或大人逗孩子。

小儿摄入中毒剂量的酒精后,一般缺乏兴奋阶段,直接进入昏睡期而不省人事。重度中毒时由于碳水化合物在肝脏的代谢发生障碍,易发生低血糖引起抽搐,低血糖又使脑损害进一步加重。此外,孩子在咳嗽、吞咽或呕吐时,有时因呛咳误将酒精饮料吸入气道而发生吸入性肺炎和肺水肿,引起发热、咳嗽、呼吸困难等肺炎表现。小儿对酒精的耐受性较低,如小婴儿服食 6~30 毫升,幼儿服食为 25 毫升,就会引起死亡。

◇ 急救措施

◆ 立即送医院。

◆ 迅速用手指或压舌板等刺激咽部催吐,以减少胃内酒精的吸收。

◆ 因酒精擦浴降温引起的婴儿酒精中毒,应尽快用清水清洗皮肤去除残留酒精。

儿童 意外伤害预防与急救全攻略

 煤气中毒

煤气中毒一般指一氧化碳中毒，一氧化碳是无法看到和闻到的。因中毒的程度不同，症状包括头痛、眩晕、疲劳、恶心、昏迷甚至死亡，另有相当多的患者出现迟发型神经损伤。

◇ 急救措施

◆ 当发现有煤气中毒时，禁止在现场点燃明火或打开电灯开关，以免引起爆炸。

◆ 立即拨打急救电话，同时打开门、窗户通风。

◆ 关闭煤气阀门。

◆ 把孩子移到空气流通的位置，同时可以解开孩子衣扣使呼吸流畅，同时注意保暖、卧床，防受凉。

◆ 对心肺停止者立即进行心肺复苏（详见第19~22页）。

◆ 送医院进行相应治疗。

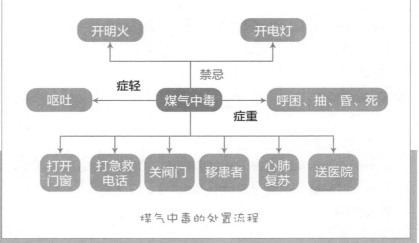

煤气中毒的处置流程

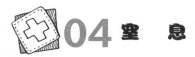

04 窒 息

😊 **小小 女 1个月**

小小生下来被送到姨妈家喂养，姨妈家有一个1岁多的小哥哥。中午的时候小哥哥和小小一起睡觉。3小时后，姨妈再看小小的时候，小小被被子蒙在里面，已经没有了生命的迹象。

😊 **小新 男 5岁**

上中班的小新穿了妈妈买的带绳的连帽衫，特别高兴，边看电视边把连帽衫的绳子逐渐拉长，绕在脖子上，妈妈感觉很奇怪怎么小新没了声音，一看，小新的脸通红，再看，颈部被小新用绳子绕了一圈。幸好妈妈发现得及时，否则后果不堪设想。

一、安全隐患

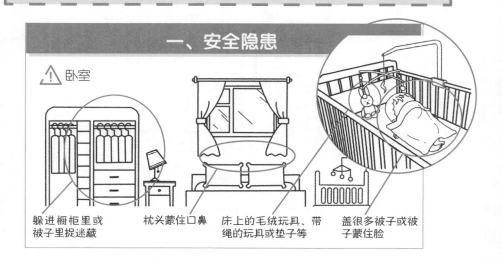

⚠️ 卧室

躲进橱柜里或被子里捉迷藏

枕头蒙住口鼻

床上的毛绒玩具、带绳的玩具或垫子等

盖很多被子或被子蒙住脸

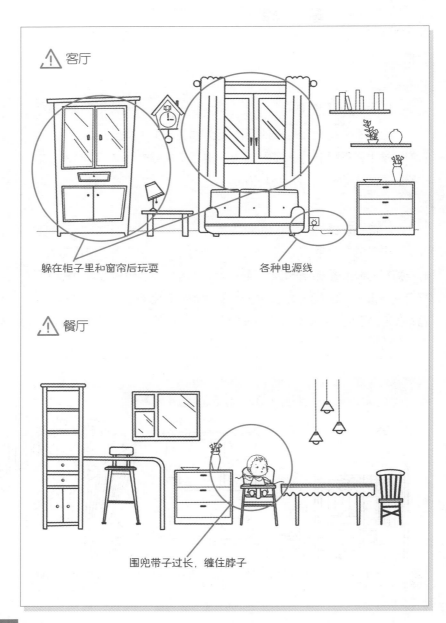

⚠ 客厅

躲在柜子里和窗帘后玩耍

各种电源线

⚠ 餐厅

围兜带子过长，缠住脖子

二、高能预警

地点 或场合	注意事项	安全建议
客厅	不要让孩子玩危险的游戏	告诫孩子不要在柜子、窗帘里玩耍;不要把塑料袋等套在头上或掩盖口鼻;不要在被子里躲猫猫
	避免让孩子接触到拉伸长度超过22厘米的绳索	缩短百叶窗的拉绳和固定拖线板的线
餐厅	不要让围兜的带子缠住孩子的脖子	围兜的带子不宜过长
卧室	把小婴儿放在床上或沙发上时一定要大人照看,周围不要放置布、沙发靠垫等物品。不要让被子、枕巾等盖住孩子的面部	婴儿尚不会语言表达和灵活活动身体,因此家长要多关注婴儿的表现,面红、出汗、气喘等是窒息前常见的征兆
	床上不要放置或悬挂带绳链的玩具	安装在床上的玩具要牢固。在床上玩耍时最好有大人照看
	不给孩子穿带绳的连帽衫,不使用丝巾等	着装以安全、简便为宜
	床上尽量不要放置蓬松柔软的物品,如长毛绒玩具、围巾、毛绒靠垫等	可以在家长的看护下玩耍,睡觉时将玩具移走

三、急救措施

◇ 呛奶

◆ 密切观察孩子的呼吸状况及面色。

◆ 迅速将孩子的脸偏向一边，以免喷出的奶误吸入呼吸道引起窒息。

◆ 迅速清理奶水，然后用棉棒清理孩子的鼻孔。

◆ 发生严重的窒息，如果孩子没了呼吸或脸色变暗，立即使用心肺复苏进行紧急救助（详见第19~22页）。

◆ 立即呼叫"120"，以便尽快得到专业人员的帮助，防止因自救不利造成不良后果。

◇ 闷热综合征

"闷热综合征"又称"蒙被综合征"。多发于1岁以内婴儿，未满月婴儿尤其常见。主要由于家长怕孩子挨冻生病，给孩子穿盖得过多，有的甚至用被子蒙住孩子头部，导致孩子高热、缺氧，发生抽搐、昏迷，甚至呼吸循环衰竭等严重后果。

◆ 立即打开包裹宝宝的被子或包被，脱掉厚衣服，解开衣领，让孩子凉下来。

◆ 如果室温过高，马上想办法降低室温。

◆ 给孩子物理降温。

◆ 开窗通风，呼吸新鲜空气，改善缺氧。

◆ 监测孩子体温。

◆ 无论何种情况，在自己无法判断或处理等情况下都要及时就医或呼叫"120"。

◇ 异物引起窒息请参考第35~38页。

05 烧伤、烫伤

😊 **辛辛 男 3岁**

妈妈正在用电饼铛教哥哥做鸡蛋饼，好奇的辛辛也要尝试，妈妈还没有来得及告诉他不要把手放在饼铛的边上，他的小手已经抓上去了，还好快速撤回，并且进行了适当的处理，辛辛的手没有留下明显瘢痕。

😊 **晓晓 女 4岁**

奶奶烧好的粥放在餐桌上，餐桌铺有桌布，晓晓看到热气冒出来，感觉好神奇，伸手抓了桌布，桌上的粥全部倾倒在晓晓的脖子上和胸前，引起深Ⅱ度烫伤。

😊 **磊磊 男 10岁**

冬季使用热水袋，一夜之间孩子的两条大腿、小腿和足背部起了若干个水疱，疼痛难忍。

一、安全隐患

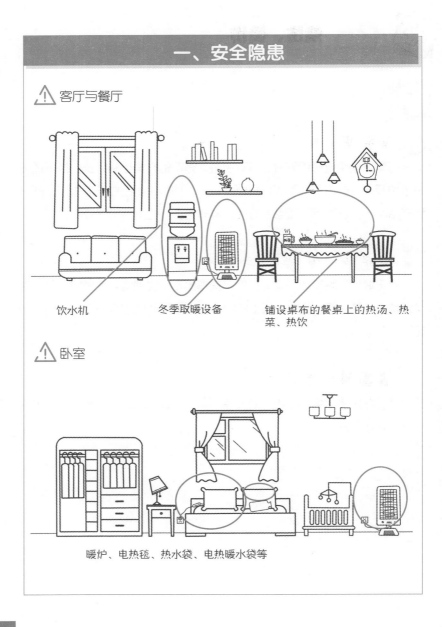

⚠ 客厅与餐厅

饮水机

冬季取暖设备

铺设桌布的餐桌上的热汤、热菜、热饮

⚠ 卧室

暖炉、电热毯、热水袋、电热暖水袋等

⚠ 厨房

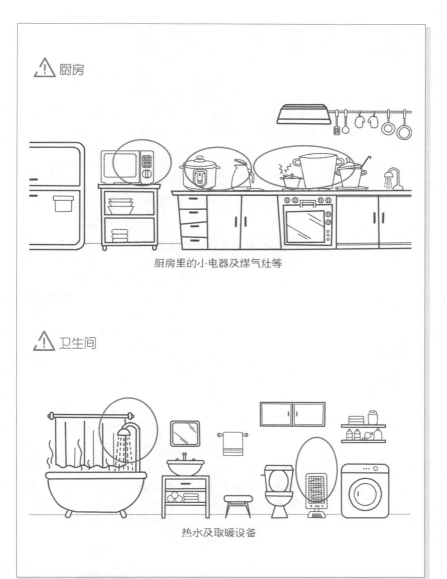

厨房里的小电器及煤气灶等

⚠ 卫生间

热水及取暖设备

二、高能预警

地点或场合	注意事项	安全建议
厨房	煤气不使用时关掉总开关，以防止孩子模仿点火	在炉子、烤箱旋钮和灶台前加一个防护罩
	教导孩子厨房是比较危险的地方，尽量不要进厨房	做完饭后，应将锅的长柄朝向灶台的内侧，避免孩子不慎扳动或撞到锅柄时导致的烫伤。如果炉灶有前后两排，尽量使用内侧的一排炉灶，远离孩子伸手可及的范围
	电饭煲等热的容器盛有热的食物时不要放在地上和低的地方	在热水壶、烤箱等加热电器上贴上防烫标志。告诫孩子千万不要触碰带有防烫标志的电器 小心烫伤

地点或场合	注意事项	安全建议
厨房	将易燃物品远离炉灶、取暖器，如毛巾、烤箱手套、厨房纸巾等	点火用具，如打火机、点火器、火柴等放在孩子不容易取到的地方
	拔下热水壶、烤面包机、搅拌器、咖啡机等电器的电源插头，并将不常用的小电器妥善放在孩子接触不到的地方	电器插座放在高的地方或者使用安全插头，使孩子不容易碰到
客厅	不要让家用电热设备靠近易燃物	衣物等远离取暖器，电蚊香远离易燃物
餐厅	不要把热水瓶、热水杯、热咖啡、热菜、热饭等放在孩子的旁边	教孩子学会"一看二问三碰"
	冲好的奶不要直接给孩子喝	泡好奶后，先滴一点在成人的手腕上确认温度
	不要让孩子独自使用热水器或者水龙头，以防烫伤	给孩子洗澡时，先放凉水，再放热水，最好备有水温计，水温控制在38℃左右；如果要让孩子独立洗浴，建议先帮孩子调好水温
	不要让孩子独自待在开着取暖设备的浴室内	孩子自己洗澡的情况下，家长要时刻关注浴室的情况，时不时地提醒孩子

地点或场合	注意事项	安全建议
其他	让孩子远离酒精和含有酒精成分的液体（如花露水），因为酒精遇火会引起燃烧	把花露水、香水等含有酒精成分的液体放置在孩子拿不到的地方

防烫小贴士

一看二问三碰：不知道是冷是热的时候，先看有没有冒水蒸气；然后问大人"这个是冷的还是热的"；如果没人帮忙，就用手背轻轻地快速碰一下试温。

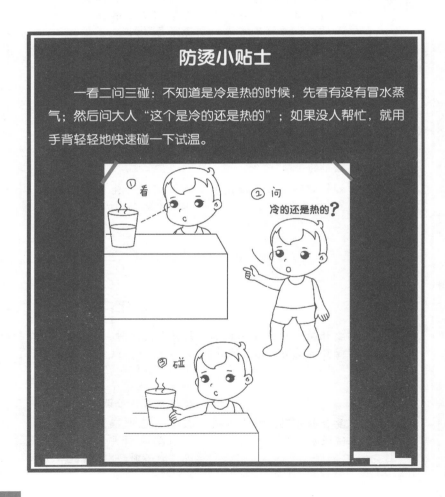

三、急救措施

◇ "五不"原则

◆ 在确保自己的安全之前不要开始急救。

◆ 不要在烧、烫伤位置自行涂抹药膏、油、姜黄，或覆盖棉花等物品。

◆ 不要在烧烫伤位置直接用冰块冷敷，以免加重局部损伤。

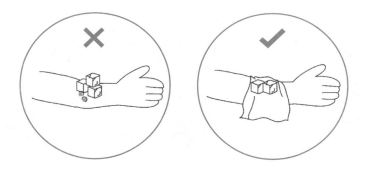

◆ 不要长时间用冷水浸泡，避免导致体温过低。

◆ 水疱不要自行打开，由医生清创处理，局部应用抗菌剂。

◇ "冲脱泡盖送"五步法

◆ 冲：这是烧烫伤后第一时间应该做的。"冲"的目的是"降温"，因为烧烫伤的伤害主要来自于伤后余热的蔓延。伤后将患处放在水龙头下面，水龙头打开后，用缓慢的水流冲伤处，一般来讲水流从伤口的中心向四周蔓延，可以防止感染。如果条件允许，冷水持续冲患处至疼痛消失。但水温切忌过低。

◆ 脱：冲后小心地除去衣物，如果没有办法脱，可用剪刀剪开衣物，如果患处与衣物粘在一起，切记不要强行脱或剪开衣物，局部有水疱形成的话不要将水疱弄破，可减少感染的机会。

◆ 泡：此步的目的亦是"降温"。当无法进行冲洗的时候，可用凉水浸泡患处，直至疼痛消失。但浸泡的水必须保持清洁，因为水盆里泡，会使周边的细菌蔓延，附着于伤口，增加感染的机会。无论是冲还是泡，请勿用冰水，因为冰水容易导致孩子体温过度降低，导致低体温。

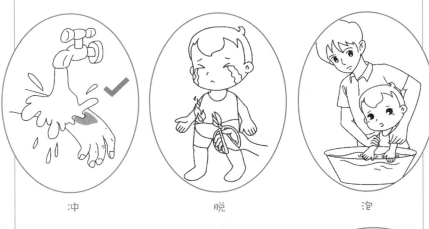

冲　　　　　　　脱　　　　　　　泡

◆ 盖：第四步是用清洁的布盖于患处，需要用浴巾等包裹患儿以保暖。患处冲泡结束后，不要涂抹任何药物（如云南白药、抗生素药粉等），或民间偏方（如牙膏、酱油等），否则可能会造成患处伤口感染，影响愈合。切勿使用黏性敷料或有绒毛的布料覆盖伤口，以免给后面的处理带来不便或引起感染。

◆ 送：尽早将患儿送至专科医院进行救治，在运送过程中注意保暖。

　　在烧烫伤后，可适当给患儿饮用淡盐水，降低休克的风险。

◆ 接触性烫伤的受伤深度与温度、接触时间有关。

◇ 火焰烧伤可遵循"停倒滚冷"四步法

◆ 停：彻底隔断火源，孩子身上有火焰时，可用湿棉被或布单包住，不要让孩子奔跑。

◆ 倒：家长辅助或让孩子自己双手掩住脸部就地卧倒。

◆ 滚：孩子倒地后开始滚动以助灭火。

◆ 冷：等孩子身上的火熄灭后，再按照热液烫伤处理方法处理。

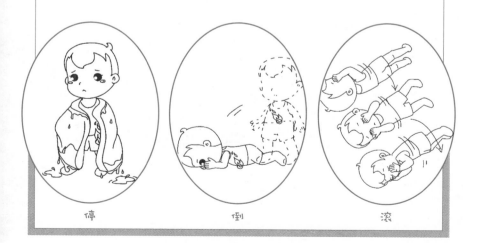

停　　　　　　倒　　　　　　滚

不同温度的热水引起深度烫伤的时间

水温	引起深度烫伤需要的时间
68℃	1 秒
64℃	2 秒
60℃	5 秒
56℃	15 秒
52℃	1 分钟
51℃	3 分钟
48℃	5 分钟
37℃	较为安全

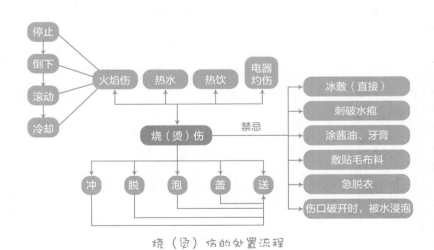

烧（烫）伤的处置流程

◇ 低温烫伤

低温烫伤也可称为低温烧伤或低热烧伤，一般是指长时间接触中等温度（一般指 44~50 ℃）的热源，造成从真皮浅层向真皮深层及皮下各层组织的渐进性损害。

◆ 低温烫伤的特点

· 损伤程度与温度和时间有关：皮肤、皮下组织的损伤程度，主要取决于温度及热力作用时间。一般认为，造成人体正常皮肤损伤的温度阈值为 45℃，热能越高，作用时间越长，组织损伤越重。

· 大多表现为局部水疱形成：烫伤初期多有水疱，并且较小，外观颜色比较深，这是水疱液多带血性或创面瘀血所致。去除水疱后，创面除瘀血外，可见基底苍白，渗出比较少，弹性比较差，痛觉迟钝或丧失。

· 外层衣物无损坏：由于导致低温烫伤的大部分热源不直接接触体表，外层衣物可能无明显损坏。

· 烫伤深度有时会被误诊：在临床上烫伤早期创面常有完整水疱，初诊时容易误诊为Ⅱ度烫伤，而延误了处理时机。由于各种原因使致伤因素未被发现而继续起作用，热能继续蓄积并进一步损伤真皮深层及皮下组织，从而造成Ⅲ度烫伤。

二、高能预警

地点或场合	注意事项	安全建议
客厅	避免取暖设备直接且长时间接触儿童的皮肤	如欲用热水袋等放在手里取暖，建议在热水袋的外面包一层棉布或其他物品，避免热水袋与皮肤较长时间的直接接触
		孩子要在成人监护下使用取暖设备，随时查看使用状况，发现异常及时停止使用
卧室		夜间使用时，可以在睡眠前将取暖设备如热水袋放在被窝里，睡眠时，将热水袋等取出

三、急救措施

· 轻度：保持水疱自然吸收，如果破溃，需要局部消毒护理，保持干燥。

· 烫伤程度深或不能明确是否是低温烫伤或者无法确信是否可自行处理时，建议及时就医。

· 忌：外涂牙膏、酱油等物品。

不同年龄组常见意外伤害原因（家庭篇）

年龄	0~12月（婴儿期）	1~3岁（幼儿期）	3~6岁（学龄前期）	6~12岁（学龄期）	12岁以上
跌倒跌落	大人抱着的孩子脱手掉落；沙发、床上滚落；跌倒；头碰桌角、床脚等；学步车跌落	地面物体绊倒、跌倒；沙发、窗台、床、成人桌椅、洗衣机等跌落；地面湿滑、地面杂物等绊倒；头碰桌角；楼梯跌落	地面湿滑引起跌倒，杂物绊倒；跌倒后头撞墙、玻璃、床脚、橱柜等	地面杂物、湿滑引起跌倒
高空坠落	一般无	窗台、阳台处坠落	较少发生	主动发生伤害
异物误食窒息	沙发垫、床被等引发窒息；围兜的带子缠住脖子；手碰得到的东西都往嘴里塞；小床上挂件掉落	坚果、小的玩具部件等堵住鼻腔、气道、食道；误食电池、磁铁、枣核等；长的绳索、百叶窗拉绳绕颈窒息；药物、化学物品、洗涤剂、清洁剂等误食	在看电视或精力较为集中时突然大笑误吞异物；误食置于饮料瓶的化学药品	意外或故意服用农药或其他化学物品等
烧（烫）伤、低温烫伤	大人操作不慎；手放进热饮；掀翻桌子上或茶几上的热饮；饮水机	饮水机、热水器；掀翻热饮；冬季取暖器烫伤；电熨斗、电热水壶、电磁炉、微波炉等小电器烫伤；厨灶未关闭	热饮误吞；	冬季水袋低温烫伤；热等烫伤误饮

59

年龄	0~12月（婴儿期）	1~3岁（幼儿期）	3~6岁（学龄前期）	6~12岁（学龄期）	12岁以上
触电	少	对电插座孔感兴趣	电器、电插座漏电；雨天触电		
其他（砸伤、挤压伤、刺伤等）	物体掉落砸伤	橱柜翻倒；抽屉、门、橱门夹伤或挤压伤；玻璃割伤；风扇绞手等	剪刀、刀等刺伤、割伤、划伤；植物刺伤		刺伤或挤压伤

家庭安全核查表

卫生间

水安全

☐ 婴幼儿在洗浴过程中或其周围有水时，需要家长密切看管。

☐ 给孩子洗澡前试水温。

☐ 及时将储水盆、桶或浴缸内的水倒掉。

☐ 及时关闭卫生间内的马桶盖。

卧室

环境安全

☐ 确认婴幼儿睡眠时呼吸通畅。同房不同床的睡眠比与家长同睡可能更安全。

☐ 选择适宜婴儿床垫及婴儿床，婴儿床上不放置玩具。

☐ 婴儿床不要放置在窗台下。

☐ 不要随意拆除婴儿床的栏杆。

预防窒息

☐ 将小物品放置在孩子触及不到的地方。

☐ 将绳子等放在孩子触及不到的地方，包括卷帘窗的拉绳。

☐ 孩子尽量不要穿带有长帽绳的衣服。

☐ 婴幼儿或小年龄儿童不要独自进食坚果和果冻等零食。

楼梯 + 窗台 + 阳台

防跌落和坠落

☐ 如果可以，在楼梯的入口和最高处安置安全栅栏门，并将他们固定在墙上，同时放置铃铛。

☐ 窗台安置窗止或栅栏以防止坠落。

☐ 不要把孩子一个人留在家里。

☐ 窗台、阳台下不要放置茶几、办公桌或椅子或其他能够攀爬的物品。

☐ 阳台安装防盗窗或栅栏，栅栏间隙不大于 10 厘米。

☐ 不要让孩子单独在阳台玩耍。

厨房

燃气安全

☐ 厨房内安装烟雾报警器及燃气报警器，且能够正常使用。定期检查电池电量。

防烧（烫）伤

☐ 将锅柄朝向内侧摆放。

☐ 热的食物和液体不要放在灶边或桌子边缘。

☐ 做饭时不要怀抱孩子。

☐ 如果没有人帮忙看护，在做饭时可以把孩子放在视力范围内的低矮椅子上。

防中毒

□ 将所有的洗涤和化学物品用原储存器皿存放，不要放在孩子能够触及或视野范围内。

火安全

□ 检查烟雾报警器。

●家里安装有效的烟雾报警器，可以将烟雾报警器安装在卧室内和睡眠区域附近。

●定期（每月）检查烟雾报警器。

●根据产品说明书定期更换一次烟雾报警器。

□ 建立和演习火灾逃离路径。

●构建家庭火灾逃生路径，每个房间有两个出口。

●每年 2 次的家庭火灾演习。

●选择逃生后安全的家庭成员聚集点。

□ 危机状态下，快速离开家。

●如果家里发生火灾，确保家庭成员快速离开家。

●选择最安全的逃生路径。如果有很多烟雾，用湿毛巾捂住口鼻并尽快弯腰爬行离开。

●逃生后选择安全点快速拨打"119"电话。

●与家人约定逃生后的聚集点。

15063

客厅

防电视和家具翻倒

☐ 将悬挂式电视牢固地固定在墙上，而非悬挂式电视放在位置比较低、平稳的地方。

☐ 橱柜背侧要固定在墙面上。

☐ 用墙带、托架、或支撑物固定不稳定的家具，重且高的家具应固定于墙面，橱柜的下方放重的物品，上面放轻的物品。

其他

玩具安全

☐ 选择玩具或游戏用品时，仔细阅读说明书和警示标识。确信所选玩具适合孩子的年龄及生长发育特点。

☐ 注意产品的召回信息。

☐ 及时收拾地面的玩具。

☐ 及时更换已经有损坏的玩具。

药物安全

0~5 岁的孩子，父母需注意：

☐ 确保所有药物和维生素都储存在孩子看不到和触不到的地方。

☐ 记住你可能没有想到的药物。维生素和眼药水等都需要放在安全的位置。

☐ 只能使用药物专属的配液器。我们常用的勺子规格不一样，用于烹饪的茶勺或汤勺不能用于测量药物。

　　□ 给其他看护者详细写出孩子用药的说明。 其他的看护者在给孩子用药时，需要知道给什么药，如何给药，给药量，什么时候给药。

6~10 岁的孩子，父母需注意：

　　□ 合理的用药模式。孩子们看到你做的要比你告诉他们怎么做印象更深刻，请务必将药品放在儿童不能接触的地方，阅读并遵循非处方药的药物说明和处方标签。

　　□ 告知孩子一定要大人给药。让孩子知道自己不能独自用药是很重要的，大人要帮助孩子确认他们是否正确用药。

　　□ 不要使用看似糖果的药物。

　　□ 跟孩子一起阅读药物说明书，包括非处方药物。随着孩子年龄的增长，教会他们用药前要阅读和理解用药说明。

11 岁以上孩子，父母需注意：

　　□ 教会孩子如何正确阅读非处方药物或药物标签。 用点时间教孩子阅读药品说明书的每个部分及用途。

　　□ 给大年龄孩子讲清楚只用他们自己的药物的重要性。服用其他人的药物或错误用药甚至是非处方药，都会引起伤害。

　　□ 告诉孩子药品标签是原则，不是指南。明确告知青春期前和青春期青少年服用比推荐剂量大的药品并不会加快他们恢复，反而会引起其他伤害。

　　□ 与大年龄儿童交流他们是否常规用药。即使是每天需要服药的青春期前和青春期青少年，也可能在剂量或给药频率上出现错误，因此与他们讨论如何正确地服药非常重要。

我的笔记

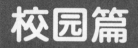

校园篇

　　安全无小事。学校教育不仅仅包括知识的教育，安全教育更是不可懈怠。安全教育甚至应高于知识教育，因为这是对孩子的生命负责任。

01 刺伤、划伤、割伤

☺ **小雨 男 8 岁**

美工课上，小雨一手拿矿泉水瓶，一手拿美工刀，准备划开矿泉水瓶做手工笔筒。一不小心美工刀从小雨左手大拇指的指根部一直滑到近指端，血顺着小雨的左手往下流。校医加压包扎后即刻送医，伤口长接近 4 厘米，足足缝了 26 针，最终留下很长的瘢痕。

☺ **小宇 男 9 岁**

课堂上老师叫小宇站起来回答问题，旁边的同学恶作剧地把小宇的座位向后拉，不知情的小宇直接向下坐，结果坐空了，保护性地用右手支撑地面，导致右侧尺骨骨折，石膏固定，比较幸运的是不用手术治疗。

☺ **阳阳 男 9 岁**

阳阳与同学一前一后地走着，阳阳右手拿着铅笔，左手扶在前面同学的肩膀上，前面同学突然奔跑出去，没有注意的阳阳摔了一跤，右手的铅笔从眼眶上方戳进了颅内。阳阳顺势把铅笔拔出，但铅笔芯进了颅内。

一、安全隐患

⚠️ 教室

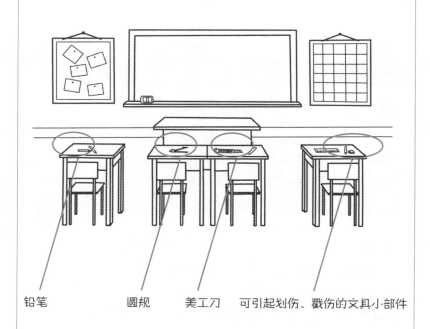

铅笔　　　圆规　　美工刀　可引起划伤、戳伤的文具小·部件

二、高能预警

地点	注意事项	安全建议
教室	正确使用文具，文具不是玩具，不可以作为玩闹的道具	不要用铅笔或圆珠笔等尖锐物品戳同学或自己
		正确使用美工刀等尖锐物品，刀尖不要对着别人
		行走或玩耍时不要拿尖锐物品

三、急救措施

 划伤：

指玻璃、刀片致伤或者相互碰撞擦伤的痕迹。对于表浅或出血少的划伤，用常规的消毒用品消毒清创后，不要做任何覆盖，可以同时涂抹抗生素类软膏。

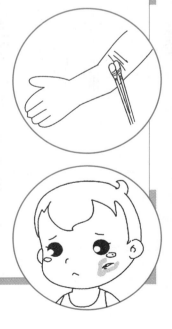

 裂伤：

裂伤是皮肤全层及皮下组织裂开的创伤。婴幼儿期多见于头部，学龄前期及学龄期多见于手部，位于头面部则出血比较多。

◇ 不同的伤口、不同的部位处理稍有差异

◆ 单纯裂伤（除面部以外）：单纯小的、出血少的创面，有条件的可以自己消毒，为防止孩子抓挠，可以暂时予以包扎。出血较多的创面需要用干净的纱布等加压止血，同时到医院就诊。对于较大的裂伤还是建议早点带孩子就医，以免错过伤口最佳缝合期。

◆ 面、颈部裂伤：因为部位特殊，可能影响到今后的美观，在就诊的同时行局部加压止血。

◆ 复杂裂伤：对于多发裂伤或四肢可能伴有神经、肌腱裂伤等的伤口，必须马上就诊，同时做好局部止血。

◆ 特殊部位裂伤：会阴和臀部裂伤，特别对于有尿道、直肠裂伤的孩子需及时就诊。

忌用煤灰、烟灰、消炎粉、中药粉等外敷伤口。
忌用卫生纸或棉花等直接覆盖伤口，因为出血会将纸融成纸浆，糊在伤口内，给伤口清理带来困难，甚至引发感染。

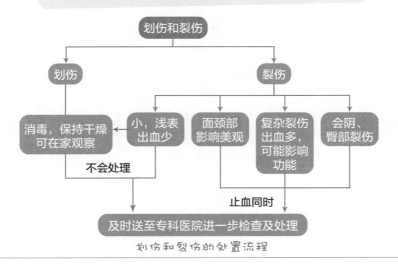

划伤和裂伤的处置流程

常用止血方法

　　小儿的总血容量较少，少量的出血有时即可引起休克甚至危及生命，因此止血在小儿外伤救护中非常重要。简单介绍几种常用的家长和老师可以做到的止血方法。这里所指的止血只是外出血的止血。

　　◆ 首先不要紧张，评估伤口的大小和出血情况。

　　◆ 选择合适的敷料（可以是干净的纱布等）覆盖伤口加压止血。

　　◆ 对于有玻璃或其他异物的创面出血，建议覆盖后不要加压，要紧急就医。

　　◆ 对于不知道如何处理的家长和老师，建议局部覆盖纱布的同时紧急就医。

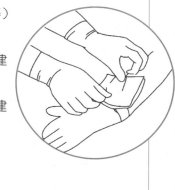

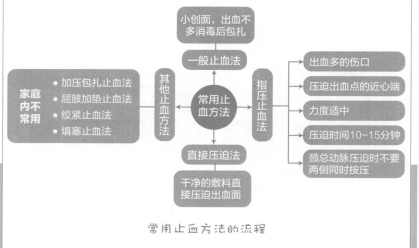

常用止血方法的流程

特殊部位出血

◇ 鼻出血[1]

鼻出血在 2 岁以下的儿童中较为常见，30% 的 5 岁以下的孩子至少有一次鼻出血的经历。儿童一般较少出现严重的鼻出血现象，但频繁的轻度鼻出血对于孩子和家长而言还是比较麻烦且令人担忧的。

◆ 孩子流鼻血常见的原因或诱因有：

·黏膜：鼻腔黏膜干燥、毛细血管扩张、有鼻腔炎症或受到刺激。

·天气：气候条件差，如空气干燥、炎热、气压低、寒冷、室温过高等。

·行为习惯：抠鼻孔的不良习惯。

·饮食习惯：挑食、偏食、不吃青菜等不良习惯，可能造成因维生素的缺乏导致鼻出血。

·疾病：外伤；或其他疾病，如鼻中隔偏曲、鼻黏膜炎症、血小板降低、血友病等。

◆ 紧急处理

轻声安慰，让孩子不要惊慌害怕，大声哭闹，保持镇静。成人更要如此，否则成人的情绪会影响到孩子。

用拇指和食指持续压住孩子的两侧鼻翼，压向鼻中隔部，让孩子张口呼吸。一般情况下，压迫 5~10 分钟以上，大多数孩子的鼻出血都能止住，有时可能需要延长至 10~20 分钟。若确定哪个鼻孔出血也可以直接压迫出血的鼻孔。

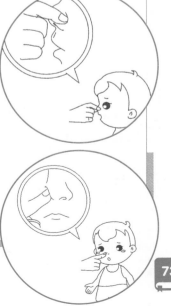

[1] "鼻出血"部分由上海市同济医院耳鼻咽喉头颈外科李少辉主治医师提供。

·不要擤鼻涕。

·不要仰头或者直接让孩子躺下。因为当孩子抬高头时，血液会被不由地咽下去，刺激胃肠引起恶心、呕吐等，特别是出血量大时，还会发生误吸的可能。

·头保持正常竖立位或稍前倾，以便把嘴里的血吐出来。教会孩子用嘴呼吸。在额头或者颈部两侧放置冷毛巾冷敷。

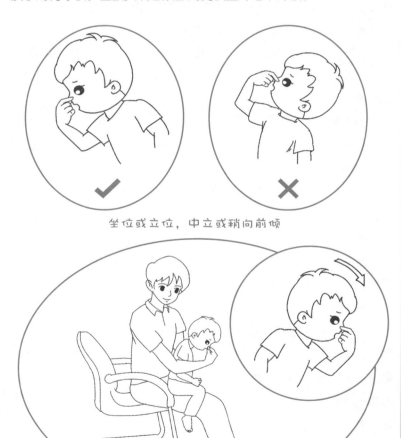

坐位或立位，中立或稍向前倾

· 不建议慌张地往鼻腔里乱塞棉花或者纸巾。可在安静状态下用干净的脱脂棉填塞孩子鼻腔，压迫止血。出血停止后要观察 1 小时以上再轻轻取出填塞物。纸巾因为没有消毒，有时容易诱发感染。塞脱脂棉时需要注意，鼻外一定预留取出的余地，不要误吸或脱入咽部。

◆ 以下情况需要紧急就医：

· 以上措施，出血仍止不住；

· 出血量大；

· 外伤后，鼻部出血与脑脊液漏无法辨别；

· 反复出血的孩子，在止血后建议医院检查；

· 鼻腔脓血性分泌物逐渐增多，鼻腔异味出现；

· 鼻出血同时伴有其他部位出血或合并全身症状。

在送孩子就医的过程中，要注意安慰孩子，告知医生不会伤害他，不要用打针、吃药等来恐吓孩子。

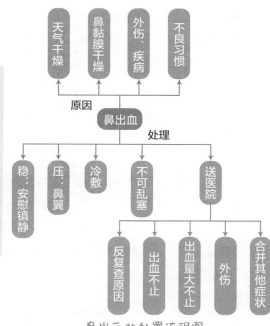

原因：天气干燥、鼻黏膜干燥、外伤、疾病、不良习惯

鼻出血

处理：稳：安慰镇静、压：鼻翼、冷敷、不可乱塞、送医院

反复查原因、出血不止、出血量大不止、外伤、合并其他症状

鼻出血的处置流程图

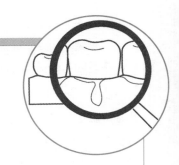

◇ 口腔出血

日常生活中常见的口腔出血为牙龈出血。

◆ 口腔出血的原因有：

· 牙龈病变；

· 口腔溃疡或口疮形成；

· 外伤或硬物损伤；

· 消化道或呼吸道相关疾病所致的呕血或咯血；

· 其他系统病变表现为牙龈部位反复出血。

◆ 急救措施

· 首先成人和孩子都要保持镇静，孩子不要恐慌与哭闹，成人要安慰孩子；

· 如为刷牙后局部少量出血，可压迫止血，平时规律刷牙，漱口；

◆ 以下情况建议及时就医：

· 反复出血；

· 出血量大，不止；

· 外伤后出血，或者局部有明显的伤口；

· 不能区分是口腔内出血还是呕血或咯血；

· 伴有全身其他症状。

◇ 眼出血

眼出血是常见病。眼部出血可为眼局部病变，亦可为全身疾病在眼部的表现，原因可为外伤或病理性所造成，而病理性者则往往与全身性疾病因素有关。发现有眼部出血后，尽量减少用眼或不用眼，以减少出血。必要时，可戴上眼罩或有色镜，孩子应安静、闭目休息，建议及时就医。

02 跌落、坠落、跌倒

校园篇

案例

😊 **强强 男 5 岁**

幼儿园中班小朋友下楼到室外活动，老师嘱咐楼梯上要注意安全，不要互相拥挤。强强和排在他后面的小朋友发生口角，被小朋友推了一下，结果强强摔下楼梯，导致上肢骨折。

😊 **廖儿 女 9 岁**

廖儿在操场上玩双杠，没有抓稳，腹部撞到低杠后跌落，有上腹部的疼痛。检查发现为 III 级肝挫裂伤，保守治疗。

😊 **辛辛 男 4 岁**

幼儿园放学后，在操场上奔跑，因为速度太快，与另外一个同样在奔跑的男孩撞在一起，辛辛的额头迅速鼓起来一个包。

😊 **小磊 男 12 岁**

小磊虽然只有 12 岁，但身高已经达到了 170 厘米，下课时趴在二楼栏杆上向下看。此时同学跟他开了个玩笑，用手推了他一把，小磊失去平衡，直接向楼下摔去。幸运的是他不是头部着地，仅足根部骨折。

一、安全隐患

⚠ 教室

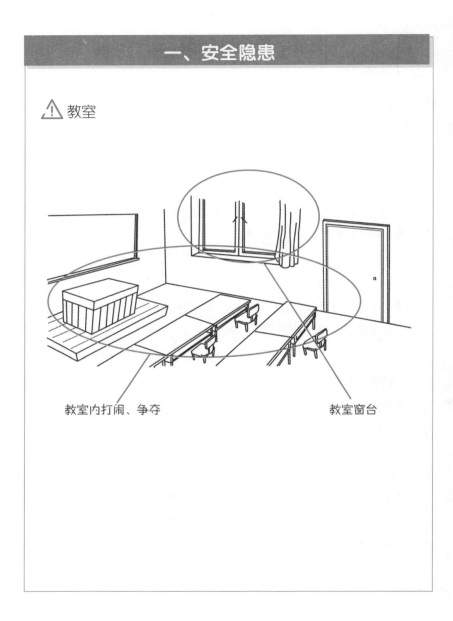

教室内打闹、争夺   教室窗台

⚠ 楼梯

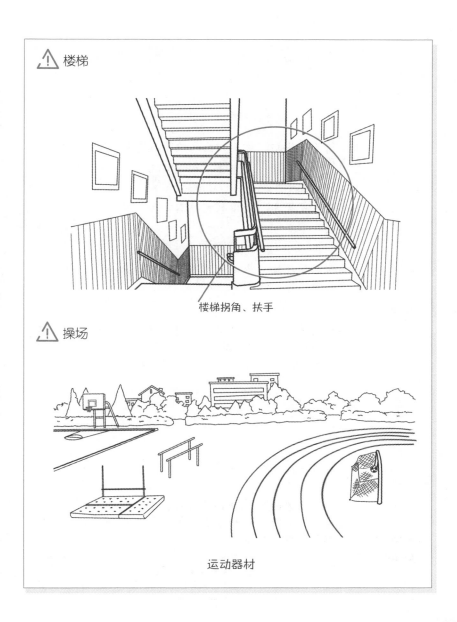

楼梯拐角、扶手

⚠ 操场

运动器材

二、高能预警

地点或场合	注意事项	安全建议
教室	告知孩子不要站到桌椅上	教室内高处的物品请老师帮忙拿
	不要在教室里奔跑打闹	进出教室时不要互相推搡
	不要和同学玩抽拉座椅的恶作剧	坐着时不要把双腿伸出去，以免绊倒同学
	不要拉同学的红（绿）领巾	意见有分歧时，请老师帮忙解决，不要靠打架解决问题
走廊和楼梯	无论是上下楼梯还是在走廊里行走，都要靠右行走	注意脚下台阶，防止踩空，在学生的视野范围内贴上符合孩子喜好的警示标识

地点或场合	注意事项	安全建议
走廊和楼梯	楼梯的扶手不可以当作滑梯玩耍	在易导致撞伤的地方安装软包
	不要在走廊或楼梯上奔跑，上下楼梯要一个台阶一个台阶行走，不要蹦跳或从高处蹦下	上下楼梯或在走廊上不要打闹或推挤同学
卫生间	不玩水；卫生间内慢行，当心地滑	洗手间内外选用孩子喜欢的卡通安全警醒标识
	排队上卫生间，不可推挤	卫生间内不能打闹玩耍

地点或场合	注意事项	安全建议
操场	不要因为同学间的玩笑或逞强做危险的动作，万一摔倒时头向上不向下	在玩滑梯、过小桥等各种游戏的时候，要依次排队，不要拥挤
	不要在校园内奔跑，以免与同学相撞，或撞到游戏设施上发生撞伤	玩耍时不要手推其他同学
	运动时一定要穿着合适，如运动鞋，运动衣，不要穿带长绳的帽衫	体育课上，要穿学校指定或轻便舒适的运动服，运动前做好准备热身运动
	注意运动安全，跳马时，在下面的同学不要突然站起或蹲下身体 	在同学玩跳绳或铅球等运动时，要适当避开
	在集体训练或体育课程中，听从老师安排，有序进行	使用运动器材前要知道安全使用方法

三、急救措施

 血肿：

◇ 多发性血肿：皮肤、皮下、四肢肌肉部位的血肿，早期可以冷敷，24~48 小时后，可改为热敷，可以在医生的帮助下配以止血药物或其他外用药物。

◇ 孤立性血肿：一般体积较大，直径可以达到 5 厘米以上，多数可自行吸收，但对于孤立、大的血肿建议及时带孩子就医。

◇ 头皮血肿：应警惕有无颅内血肿、脑震荡或脑挫伤。要让孩子安静休息，24 小时内认真观察病情变化，如发现有越来越明显的头痛、恶心、呕吐、烦躁不安或逐渐丧失意识，瞳孔不等大，耳、鼻出血等症状出现，应及时送医院诊治。

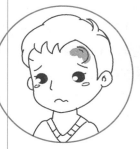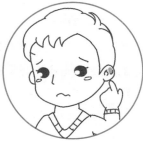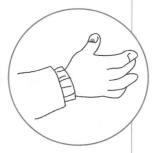

 软组织异物：

小儿软组织内金属异物种类颇多，异物穿入人体软组织内，除直接撞击伤、挫裂伤、疼痛、肿胀外，常致局部出血、血肿甚至形成假性动脉瘤、感染等，时间较长者还可产生金属锈蚀、异物肉芽肿，甚至诱发肿瘤及异物迁移等继发损伤。因此，诊断明确后，一般宜尽快取出软组织异物。因此在发现患儿皮下或者其他部位有异物时，建议及时带孩子就诊。医生根据具体情况来处理。

♥ 撞伤详见"家庭篇"第 10~13 页

♥ 跌落伤后观察点详见"家庭篇"第 8~12 页

♥ 四肢骨折

◇ 骨折的表现

◆ 疼痛：孩子感觉到四肢疼痛，触摸、行走时痛感会加重。

◆ 局部肿胀，瘀青。

◆ 功能障碍：如前臂不能屈伸，一屈伸就会发生疼痛，发生功能障碍。

◇ 紧急处理

当儿童发生骨折后，如果只是小型骨折，如手指或脚趾，联系家长并带孩子就医。对于严重的骨折，应该拨打急救电话"120"。等急救车到现场来进行处置，如急救车不能够很快到现场，或者在一些特殊地点，需要把孩子送到医院去，那么在走之前一定要对伤肢进行处理：

◆ 首先对患儿进行安慰。

◆ 如损伤面是开放的，伤口出血较多，应立即找来干净的布包止血；除非被利器所伤，否则要将伤口表面的异物去掉，尽量不要用止血带，因为使用不当很可能会造成肢体坏死，导致截肢。

◆ 最好使患者平躺，千万不要随意搬动患者，更不能对受伤部位进行拉拽、按摩。可以将受伤的上肢屈肘 90 度置于胸前，用布或丝巾做成一个三角形的悬挂带，将受伤的胳膊进行悬吊。

◆ 检查受伤部位，及时就地取材，可以找一个坚实的固定物对它进行固定，固定物要放在肢体的外侧，同时不要覆盖伤口。捆绑固定物时，打结一定要打在固定物上，不要直接打在伤肢上，减轻打结的压迫伤害。

◆ 不要试图把变形或弯曲的肢体弄直，也不要将突出伤口外的断骨塞回伤口内。

◆ 对于没有开放性伤口且肿胀明显的位置，可以使用冰块冷敷，能够缓解骨折处的疼痛和肿胀。

◆ 送医院的途中动作要轻稳，防止震动和触痛伤肢，注意保暖和适当的活动。送医途中不要给孩子进食或饮水。

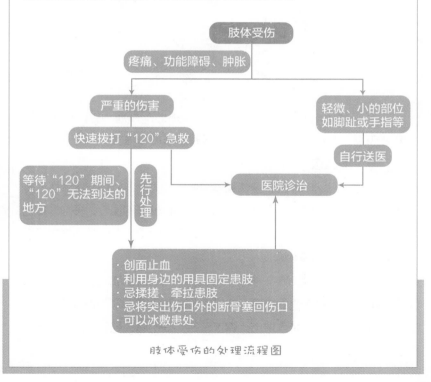

肢体受伤的处理流程图

擦伤

◇ 浅擦伤：表皮擦破，有少量组织液渗出，几乎不出血，创面稍痛。愈合快，不结痂或结痂薄，一般愈后不留瘢痕，整个病程约 1~2 周。

对于擦伤很浅、面积较小的伤口，若无明显污染，可以用生理盐水冲洗后，外用碘伏或其他消毒液消毒创面及其周围皮肤，必要时可使用抗生素软膏等。伤口愈合过程中可再涂药几次，直至痂皮脱落。若伤口污染较明显，建议清洗后，及时就医，由医生处理创面。

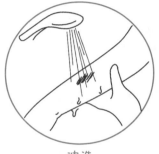　　　　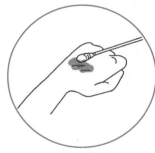

冲洗　　　　　　　　　　　消毒

◇ 深擦伤：深至真皮，渗出较多，有出血，疼痛明显，愈合较慢，结痂较厚，愈合有时留有瘢痕。病程有时超过 2~3 周。

◇ 特殊擦伤：

多见于跑动中摔倒，身体某一部位与地面摩擦致伤。因受伤时地上有砂砾，形成深浅擦伤交错的创面，凡有砂砾的部位，多为深擦伤或更深的创伤。砂砾可嵌入皮肤深层，愈合较慢，有时愈合后带颜色或异物残留，影响美观。

如患处面积大，伤口内有无法自行清洗掉的污物，伤处部位肿胀，疼痛明显，或受伤位置重要，或校内无法处理者，需立即就医。

对于深擦伤和特殊擦伤，建议在患儿受伤后，局部冲洗保护创面的前提下，就医由医生来清理创面。

忌拿纸巾擦一擦，吹一吹，等伤口自己好。慎用创可贴：对于创面大、深或者污染比较重的创面，不建议使用创可贴。因为，擦伤皮肤的创面比普通伤口大，再加上普通创可贴的吸水性和透气性不好，不利于创面分泌物的引流，反而有助于细菌的生长繁殖，引起伤口发炎，甚至导致溃破。

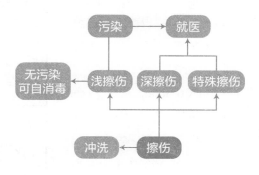

擦伤的处置流程

 扭伤

扭伤是指关节部位的软组织损伤，如皮肤、肌肉、肌腱、韧带、血管等，多无骨折、脱位、皮肉破损等的损伤症状。临床表现主要为损伤部位的肿胀疼痛和关节活动受限。多由持重不当或活动失度、不慎跌跤、牵拉、过度扭转或接触球类姿势不当等原因引起。

◇ 扭伤 P.R.I.C.E 五原则：

◆ P，保护 (Protect)：用相应的支具（如护踝支具保护脚踝）保护伤处，目的是不要引发再次伤害。

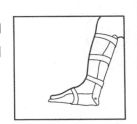

◆ R，休息 (Rest)：受伤后立即停止运动，制动休息，减少活动。休息是为了减少疼痛、出血、肿胀并防止伤势恶化。

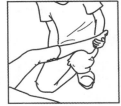

◆ I，冰敷 (Icing)：通过冰敷可以促进血管收缩，减少局部出血，减轻炎症反应。在扭伤发生的 24 小时之内，组织渗出加重，尽量做到每隔一小时用冰袋冷敷一次，每次半小时。24 小时之后，开始给患处换为热敷，促进受伤部位的血液流通，促进消肿；但忌将冰块直接敷于患处。

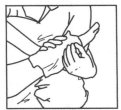

◆ C，加压包扎 (Compression)：将受伤处用弹力绷带包扎。弹力绷带局部加压，减少血流的灌注，避免肿胀加剧，但切忌绑太紧。

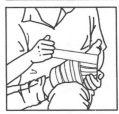

◆ E，抬高 (Elevate)：将受伤部位垫高，至少高出胸口平面，达到减少出血和渗出的目的，消除肿胀，缓解疼痛。

◇ 就医：挫伤、瘀青、轻度肌肉拉伤、韧带扭伤，经由上面几种方式处理，以及适当的康复治疗，一般在短时间内可恢复健康。严重的肌肉拉伤（断裂）、韧带扭伤（断裂）、骨折，则必须由专科医师手术治疗。

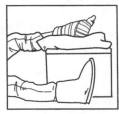

不能随意活动受伤的关节，恢复起来更困难，易留下后遗症。

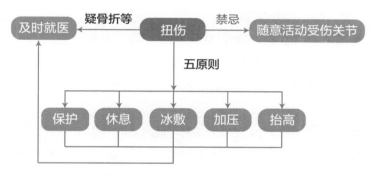

扭伤的处置流程

 挫伤、瘀伤

较多见于小年龄的孩子，一般指皮肤完整的软组织受伤，伴有多发小血肿。伤后局部肿胀疼痛，皮肤青紫或有瘀斑。也可以和擦伤、裂伤等共同存在。[1]

◇ 临床改变：瘀青从颜色开始变红，然后变成蓝色或紫色。 愈合时，瘀青会变成绿色和黄色。大多数瘀伤在 1~2 周内愈合，但有些需要更长的时间。

①脏器也可能发生类似的损伤，但本书暂不纳入内脏器官的挫伤。

◇ 瘀伤愈合

挫伤、瘀伤一般会逐渐愈合，进行以下处理，可能帮助挫伤、瘀伤愈合：

◆ 冷敷：每 1~2 小时将冷凝胶袋或冰袋放在受伤部位，每次 15 分钟。记得在冰块和皮肤之间放一块薄毛巾。受伤后冷敷至少 6 个小时。

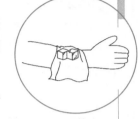

冷敷

◆ 抬高：如果可能的话，抬高患处至心脏以上的平面，有助于减轻肿胀。

◆ 药物：服用药物以减轻疼痛和肿胀，但必须咨询医生。

◆ 制动：若为肢体挫伤或瘀伤，可使受伤部位尽量减少活动，避免负重，抬高患肢 (手或脚)，以促进静脉血回流，改善局部血液循环，减轻水肿。

◆ 热敷：受伤 24 小时（部分认为可延迟至 48 小时）后可改用热敷，以加速局部血液循环，有利于消肿止痛、组织修复、代谢产物和瘀血的吸收。

勿揉搓、按摩或即刻热敷伤处，以免加重出血，使伤处疼痛肿胀加剧。

伤肢不能立即活动，以免加重原有伤情或增加新的损伤。

◇ 判断：如果挫伤同时合并有擦伤或裂伤，需局部清创消毒，根据擦伤的严重程度，决定是否就医。如果没有皮肤破损可暂不消毒。

◇ 有以下情况建议及时就医

◆ 挫伤、瘀伤区域非常疼痛、肿胀。

◆ 看起来轻微的损伤，持续三天后，仍然感觉到疼痛。

◆ 频繁出现大面积的或较为疼痛的瘀青。

◆ 当瘀伤出现在全身，背部或面部或不明原因造成的瘀伤。

◆ 具有容易出现瘀青和明显出血的病史。

◆ 在挫伤、瘀伤部位以外出现异常出血。

◆ 有些挫伤与骨折难以区别，如感到受伤程度较重时，应早去医院诊治。

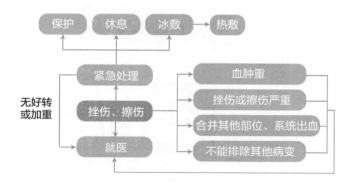

挫伤、瘀伤的处置流程

03 夹 伤

一、安全隐患

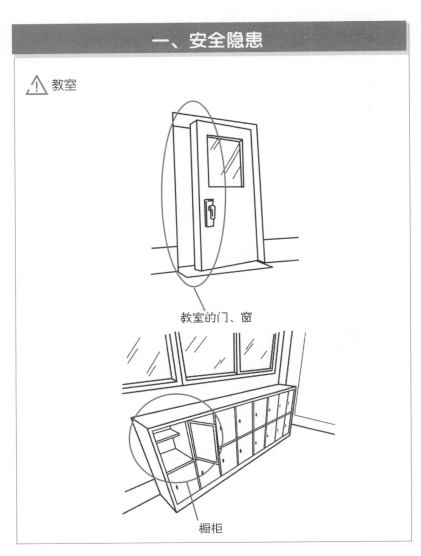

⚠ 教室

教室的门、窗

橱柜

二、高能预警

地点或场合	注意事项	安全建议
教室	开关门、窗对于孩子而言，是带有一点难度，用的劲儿小了，推拉不动；用的劲儿大了，门猛地开或关，孩子重心掌握不好，容易摔倒。如果孩子的手或脚放在门的边缘，容易被门夹伤	在门、窗处选择使用安全夹 使用多用锁及门止 教室门上贴安全警示标牌

三、急救措施

 手指夹伤

◇ 去急诊前，先密切观察孩子夹伤位置的活动情况。

◇ 可以用冰或凉水外敷或浸泡患处至少 20 分钟。用冰敷时建议用毛巾垫在伤处表面。

◇ 如果有开放性伤口，需要及时就医，进行清创缝合处理，了解有无肌腱等损伤。

◇ 如果仅瘀青没有明显的开放性伤口，在不确定是否骨折的情况下，最好就医，进一步检查，排除骨折。

 指甲和趾甲受伤

◇ 当指甲和趾甲被挤掉时，最重要的是防止细菌感染。首先把受伤的手指或脚趾包扎固定，再用冰袋冷敷，然后把伤肢抬高，及时去医院。

◇ 如果甲缝破裂出血，最好局部先消毒、压迫止血，到医院处理后，可回家观察。

◇ 外伤后甲床下出血，流不出，局部隆起，疼痛剧烈，可至医院由医生将积血排出，消毒后加压包扎。如在观察期间出现感染，可能需要拔除指（趾）甲。

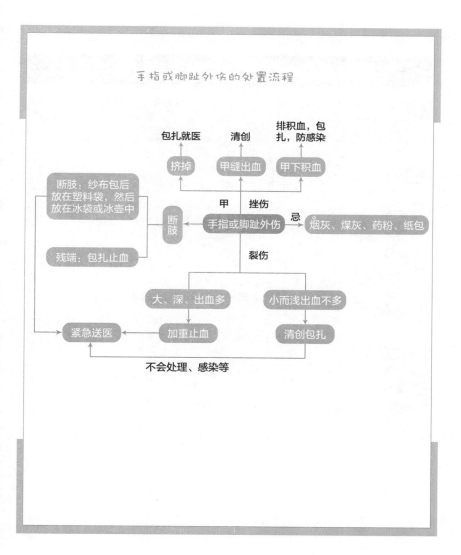

手指或脚趾外伤的处置流程

包扎就医　清创　排积血，包扎，防感染

挤掉　甲缝出血　甲下积血

断肢：纱布包后放在塑料袋，然后放在冰袋或冰壶中

甲　挫伤

断肢　手指或脚趾外伤　忌　烟灰、煤灰、药粉、纸包

残端：包扎止血

裂伤

大、深、出血多　小而浅出血不多

紧急送医　加重止血　清创包扎

不会处理、感染等

不同年龄组常见意外伤害原因（校园篇）

伤害 年龄	1~3岁 （幼儿期）	3~6岁 （学龄前期）	6~12岁 （学龄期）	12岁以上
跌倒、跌落、坠落	校园活动或奔跑；教室同学恶作剧；滑滑梯不遵守规则；活动器具跌落、楼梯		窗台、校园、玩耍奔跑	运动时摔伤（跑步、打球、高低杠等）
异物、割伤	小的玩具部件、校园花草		铅笔芯、实验课	
挫伤、扭伤、擦伤	较少发生	滑滑梯、秋千、跌倒、玻璃等	跌倒、运动器材、奔跑时扭伤、挫伤等	
夹（挤）伤	门、窗、橱门、抽屉、运动器材等			
其他	一般无	校园霸凌		

儿童校园运动安全核查表

□ 参加运动或者比赛前为孩子进行体能评估。

□ 教练应有孩子的紧急联系信息（家长电话号码，医生信息和过敏信息）。

□ 在第一次开始训练之前，家长须与孩子的教练或老师见面，沟通任何可能需要特别关注的问题，例如哮喘病史或其他医疗状况。

□ 训练和锻炼前，鼓励孩子进行热身和拉伸运动。

□ 孩子开始锻炼或参加运动前准备一瓶水，孩子在运动中，保持足够的饮水。

□ 教练和孩子都必须事先了解由训练导致的脱水症状和必要的急救措施。

□ 使用合适的运动装备。包括头盔、护肘、护腕、护腿，脚踝护具等，还有防晒霜、合适的鞋子等。

□ 教练和孩子都必须对脑震荡的表现有一定的认识。

□ 如果孩子发生了可疑的脑震荡表现，让孩子立即离开训练或比赛，直到医生否认该诊断。

□ 为了避免过度运动所引起的损伤，教练和孩子都要充分理解休息在运动和训练过程中的重要性。

□ 在训练或运动过程中鼓励孩子讲出受到的疼痛或损伤。

□ 确保孩子每周休息 1~2 天，休息日不参加训练或剧烈运动。

我的笔记

公共场所篇

　　商场、超市等公共场所也是孩子们经常出入的地方，城市的大型商场更是涵盖了购物、餐饮、教育、娱乐等生活的方方面面。用平常的眼光看来，这些室内场所相对安全，却往往忽视了一些隐形的"杀手"。

01 跌落伤

案例

😊 **某男婴 4 个月**

在父亲怀里的 4 个月男婴不慎从广场 3 楼的自动扶梯上坠落，送医后抢救无效死亡。

😊 **某男童 6 岁**

2017 年 8 月 3 日下午 5 点，某商场的观光电梯里，6 岁男童在电梯内小便，导致电梯控制主板短路，以致孩子跌落至电梯井内，颅脑损伤。

😊 **红红 女 4 岁**

爸爸带红红去超市购物，让红红站在购物车内。爸爸在推的过程中一个没注意，红红就从购物车内栽了出来，导致前额皮肤裂伤。

一、安全隐患

⚠️ 自动扶梯

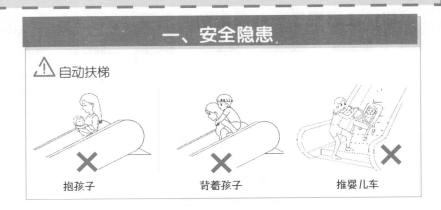

| 抱孩子 | 背着孩子 | 推婴儿车 |

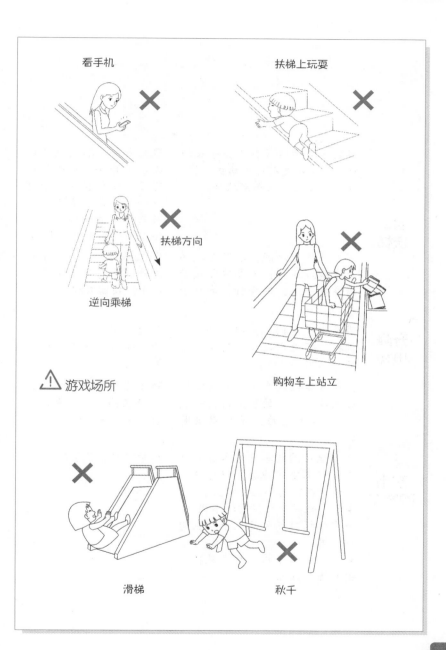

看手机

扶梯上玩耍

扶梯方向

逆向乘梯

⚠️ 游戏场所

购物车上站立

滑梯

秋千

二、高能预警

地点或场合	注意事项	安全建议
自动扶梯	成人不要抱着或背着孩子乘扶梯，会导致成人自己站立不稳；也不能推着婴儿车乘扶梯	婴儿或小年龄的幼儿建议乘坐升降电梯或使用背带；稍年长的孩子可以一只手牵着成人，另一只手扶着扶梯；婴儿推车须使用无障碍电梯
	不在扶梯上玩闹；不能在扶梯上奔跑或逆行；不要攀爬或者骑在扶手上；不要听、看电子产品	乘扶梯要专心，一手扶着扶梯（身体不要靠上去）。按需乘梯
升降电梯	避免发生靠门、扒门、挡门、拥挤、轿厢内嬉戏等行为。等待电梯不要倚靠门	改变乘坐电梯的不良行为；等待电梯时，远离电梯门
超市购物车	孩子入坐购物车前，成人需检查购物车座位的稳定性；一般小于15千克的孩子可以坐购物车	孩子坐购物车的时候，需坐在挡板上，面向家长，系上安全带
	孩子坐在购物车内，需注意： ◆最好不要穿拖鞋，以防孩子的脚卡在购物车的栏杆里。 ◆不要让孩子站在购物车内。 ◆乘扶梯时不要让孩子站在购物车里。 ◆不要让孩子推购物车乱撞，把购物车当玩具	尽量鼓励孩子步行

地点或场合	注意事项	安全建议
游乐场	玩耍时要遵守秩序和游艺设施的安全规定	排队不拥挤；系好安全带；不倒爬
	不要让孩子穿长裙、大摆裙、纱裙，以免被踩到、拽住而跌倒	外出游玩以简便的运动装为宜

三、急救措施

 自动扶梯发生事故时如何应对

◇ 紧停按钮。乘坐扶梯时，紧急时刻第一时间按紧急停止按钮，因此在每次搭电梯前，要明确这些救命按钮在哪里。

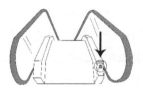

电梯入口扶手处

◇ 特殊动作。如果无法第一时间按下紧急停止按钮，乘用人要用双手紧紧抓住手扶电梯的扶手，然后把脚抬起，不要接触到手扶电梯，这样人就会随着手扶电梯的护栏移动，不会摔倒，但有一个前提是电梯上的人不能太多。

◇ 遇到拥挤伤害事件时，最重要的是保护好自己的头部和颈椎，可一手抱住枕部，一手护住后颈，身体屈曲，不要乱跑，就地保护；要尽快把孩子抱起来。

◇ 遇到扶梯倒行时，迅速紧抓扶手，压低身姿保持稳定，并和周围人大声沟通，保持冷静，切忌拥挤踩踏。

♥ 升降电梯发生事故时如何应对

◇ 如果电梯在两层楼之间停了，不要恐慌，电梯里有足够的氧气。

◇ 不要企图爬出轿厢。

◇ 使用报警或求助按钮、电话或者对讲机寻求帮助。

◇ 等待专业人员到场，在其指导下快速离开电梯，绝对不要企图擅自离开不正常停下的电梯。

◇ 当电梯电力出现问题时，紧急灯会亮起。

◇ 遇到电梯下坠时，把每一层楼的按键都按下。如果有应急电源，可立即按下，在应急电源启动后，电梯可马上停止下落；同时做好自我保护：将整个背部和头部紧贴梯箱内壁，用电梯壁来保护脊椎。同时下肢呈弯曲状，脚尖点地、脚跟提起以减缓冲力，用手抱颈，避免脖子受伤。

电梯事故自救指南图解

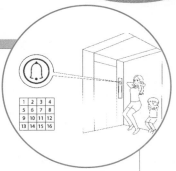

立即用电梯内的警铃、对讲机或电话与管理人员联系，等待外部救援。

急救口诀

电梯突停莫害怕，
电话急救门拍打。
层层按键快按下。
头背紧贴电梯壁，
手抱脖颈半蹲下。

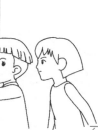

切忌

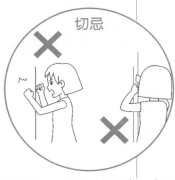

不可强行扒门以防电梯突然启动。

切忌

过激
行为

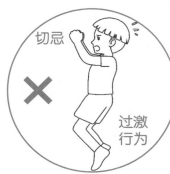

不可乱蹦乱跳。

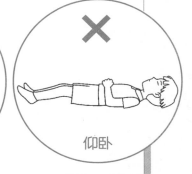

仰卧

仰卧易导致呼吸困难。

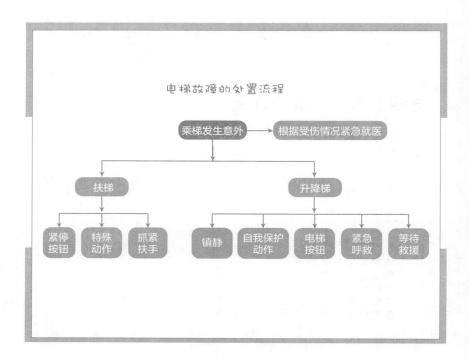

电梯故障的处置流程

乘梯发生意外 → 根据受伤情况紧急就医

扶梯
- 紧停按钮
- 特殊动作
- 抓紧扶手

升降梯
- 镇静
- 自我保护动作
- 电梯按钮
- 紧急呼救
- 等待救援

02 挤压伤、夹伤、砸伤

某男童 3 岁

2012 年 8 月，某男童在商场乘扶梯时，右脚伸进了扶梯侧面的围裙板和阶梯间隙处，导致骨折。

妞妞 女 4 岁

妞妞看到电梯门马上就要关了，赶紧冲进去，门是被动打开了，但妞妞的头也被挤伤了。

小雨 女 2 岁

妈妈抱着小雨上升降电梯，小雨东摸摸西摸摸，突然电梯门打开了，小雨的中指被夹在电梯门内。

丽丽 女 6 岁

丽丽和妈妈去商场买东西时，在商场旋转门后不慎摔跤，右腿被门夹住受伤。

一、安全隐患

⚠ 自动扶梯

①围裙板和梯级间隙处

②上下梯级间的梳齿板

③梯级与地面接合处

自动扶梯三大危险点

⚠ 升降电梯

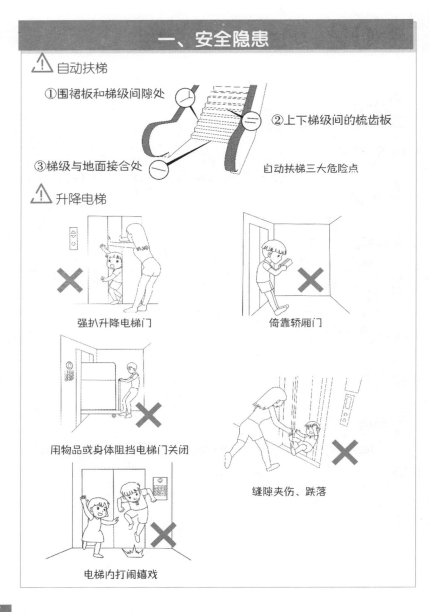

强扒升降电梯门

倚靠轿厢门

用物品或身体阻挡电梯门关闭

缝隙夹伤、跌落

电梯内打闹嬉戏

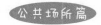
⚠️ 商场

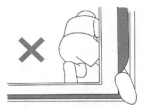

旋转门

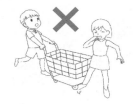

车轮碾压脚

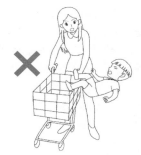

从购物车上跌落

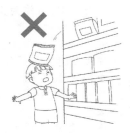

物品跌落而砸伤

⚠️ 游乐场

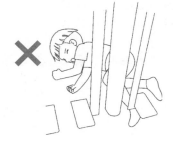

运动健身器材挤压、夹伤

二、高能预警

地点或场合	注意事项	安全建议
自动扶梯	宽松的衣服、女生的长裙、软树脂或橡胶类的鞋子，这些都容易夹进扶梯的阶梯和侧面	确保孩子所穿衣服、鞋子和身上挂件等，不会被扶梯末端卷入、卡住。这类物品有：过长的毛衣、丝巾、裤子和外套，松开的鞋带和腰带，以及柔软的鞋子
	扶梯的阶梯作为危险要素之一，要特别注意 ◆不要让孩子坐（蹲）在阶梯上或者站得离侧边太近 ◆随身携带的手提袋等不要放在阶梯或手扶带上，以防滚落伤人 ◆不要将手放入阶梯与围裙板的间隙内 ◆不能将头部、四肢伸出扶手电梯以外，以免受到障碍物、天花板、相邻的自动扶梯的撞击	搭乘扶梯，要站在阶梯的黄线后的安全位置上
	儿童需在成人的陪伴下乘坐扶梯	上电梯时让孩子先上，家长在后面保护；下电梯时，看好时机提醒孩子迈腿，家长在前面保护，不要在扶梯口停留

地点或场合	注意事项	安全建议
升降电梯	进出电梯轿厢不要推搡	先下后上；一旦上了电梯，尽快到轿箱里面，以防被进出的人流挤压；站立时尽量靠梯箱壁站立
	不要在轿厢内蹦跳、追打、嬉戏，不要乱按楼层数字	进出时注意电梯与地面之间的间隙
自动门和旋转门	按顺序通过旋转门	不在门快关闭时强行通过
	不要让小年龄的孩子独自通过旋转门	和孩子一起过旋转门时，最好孩子站在里侧
	叮嘱孩子不要用手摸门缝	如果是自动感应的旋转门，不要在感应区内和旋转门前长时间逗留
商场购物区	不要拽货架；不要在易碎品区域玩耍	只让孩子拿他所能够得的商品，高处的商品请成人帮忙
游乐场	尽量不给孩子穿有帽子或者带长绳的衣物，以免活动中绳子绕颈	外出活动时，以简单舒适的衣物与鞋子为宜

三、急救措施

 儿童发生旋转门或其他门类挤压事故后应该如何应对

◇ 安慰孩子，让孩子不要挣扎，保持镇静。

◇ 等待施救人员的到来，在施救人员进行施救的过程中，要安慰鼓励孩子。

◇ 忌强行拖拽，以免造成二次损伤。

◇ 孩子获救后，送医院进一步检查。

 挤压伤

◇ 伤口表面流血

用清水清洗后再用无菌纱布包扎，之后再冷敷以缓解疼痛和减轻肿胀。

◇ 24~72 小时内伤情加重

若伤后24~72小时内出现发热、疼痛、红肿加剧、患处组织液渗出，或存在肿胀严重、破口较深、指甲下部出血等严重情况，需尽早就医。

◇ 伤口内部呈紫色

如孩子的手指在门缝中被挤伤，且伤口内因充血而呈现紫色，很可能是出现了骨折或肌腱损伤的情况，要马上就医。

◇ 在任何不确定的因素下，抓紧带孩子就医。根据受伤场景，必要时呼叫急救人员到场。

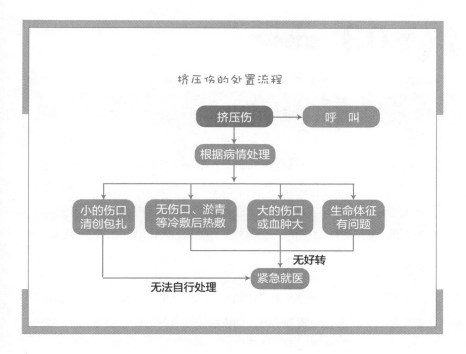

挤压伤的处置流程

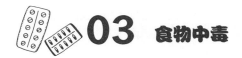

03 食物中毒

急救措施

 催吐

如果孩子中毒不久（如食物吃下去在 1~2 个小时内），且无明显呕吐症状。可采取催吐的方法。指法催吐法：用干净的手指放到喉咙深处轻轻划动，也可用筷子、汤匙等。同时可以喝些盐水，有补充水分和洗胃的作用。特别是在野外误吃了有毒的蘑菇，要第一时间催吐。

 导泻

服用泻药，促使受污染的食物尽快排出体外。如果已经吃下有毒食物超过 2 小时，且精神尚好，则可服用些泻药，促使含毒食物尽快排出体外。但注意导泻用于体质较好的年轻人。小孩和老人要慎用，以免引起脱水或电解质紊乱。

 解毒

利用各种食物的特性来减轻中毒症状或解毒有一定实用价值。

 送院治疗

食物中毒后，迅速拨打 120 送医院抢救。在自己不确定的状态下不要自行处理，但需要同时携带可疑致毒食物。

♥ 禁止

一旦怀疑食物有毒，应立即禁止自己或他人继续服用该食物；并妥善保存食物，避免被他人误食。

注意事项：

◆ 如果孩子对食物过敏，在不确定菜饭内是否含有此种过敏原，一定要先咨询服务员，或者事先告知店内工作人员孩子的过敏史。

◆ 带孩子外出就餐时，一定要找环境卫生、餐具干净的餐厅，不给孩子进食不常吃的食品。

◆ 对于幼小的孩子，最好带上平日用的儿童餐具。

◆ 购买和食用包装食品时，注意查看食品的生产日期、保质期和生产单位。

◆ 加工、贮存食物时要生、熟分开，隔夜食品在食用前必须加热煮透。

◆ 烹调食物和进餐前要注意洗手。接触生鱼、生肉和生禽后必须再次洗手。

◆ 进餐后如出现呕吐、腹泻等食物中毒症状，要立即进行救治；如果不能确定身体情况或症状不能缓解甚至有加重现象，需立即前往医院进行救治。

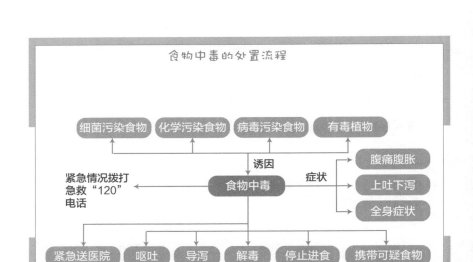

不同年龄阶段常见的伤害类型（公共场所篇）

年龄	0~12月（婴儿期）	1~3岁（幼儿期）	3~6岁（学龄前期）	6~12岁（学龄期）	12岁以上
跌倒、跌落	扶梯、购物车、小推车等	购物车、扶梯、地面湿滑、商场内拿物攀爬等；从窗台、游戏设施（如滑梯、秋千等）跌落		扶梯、地面湿滑；从窗台坠落	
挤压伤、夹伤	商场门、橱柜抽屉等	扶梯、升降梯门、旋转门、自动门、橱柜等		扶梯、升降梯门、旋转门自动门等	一般无
砸伤	一般无	商场内的开放式货架、门窗玻璃等			少
烫伤、烧伤	热饮、热食等	热饮、热食、饮水机、火等			少
划伤	一般无	被玻璃、刀具、毁损的运动器械划伤等			少

电梯安全指南

□ 进出电梯前都要注意脚下。

□ 升降电梯先出后上。

□ 如果需要等待他人乘梯，请先按住开关电钮，不要试图用手臂或脚挡住电梯门。

□ 楼层内着火，请从楼梯逃生，不要使用电梯。

□ 如果电梯满员，等下一部。

□ 及时制止电梯内外的不安全因素及行为。

□ 及时向管理部门报告电梯故障。

□ 如果怀疑电梯发生故障或受到攻击，请按下报警按钮和尽可能多的楼层按钮，以便电梯在下一层快速停止。不要与让你感到不安的人同乘一部电梯里。

禁 忌

□ 不要用物品或肢体干扰电梯门关闭。

□ 试图撬开电梯门。

□ 尝试进入电梯厢外的井道。

□ 在电梯内蹦跳。

□ 不要强行进入满员的电梯，并及时制止企图进入满员电梯的人。

在轿厢内遇到电梯故障

□ 如果电梯停运，首先按 OPEN 按钮，如果门无法打开，按 ALARM 按钮等待救援。

□ 保持镇静并与外面持续沟通；如果有手机且能收到信号，尽快拨打"110"；如果没有手机，可以请电梯外的人帮忙。

□ 呆在电梯内，但不要靠门，以免急救人员突然打开门；千万不要试图爬出电梯；不要在没有救援人员的情况下试图控制失速的电梯。

□ 除非有救援人员在场协助疏散，否则不要尝试离开与地板没有正确对齐的电梯。

游乐场安全指南

监督在游乐场玩耍的孩子

☐ 积极看护、时刻注意游乐场上的孩子。

☐ 检查孩子玩耍的地方。寻找危险，例如生锈或破损的设备和危险的表面。

☐ 告知孩子在游乐场里推、拥或挤都有危险。

☐ 适合在游乐场玩耍的穿着。项链、围巾或衣服的拉绳，都可能会被设备夹住并造成窒息危险。

☐ 请选择适合孩子年龄和身高的游艺项目。

确定游乐场地面和周围安全

☐ 避免使用无冲击吸收表面的游乐场，如沥青、混凝土、草地、泥土或沙砾地面。

☐ 推荐的地面材料包括：橡胶垫、合成草皮和其他人造材料。

☐ 安全地面应具有一定的深度，至少 30 厘米。

检查游乐场是否由合格人员检查和维护

☐ 如果公共游乐场有任何危险，请立即报告，并且不要让儿童使用设备，直至确认其安全。

☐ 向负责该场地的组织（例如学校，公园或街道）报告任何活动场所的安全隐患。

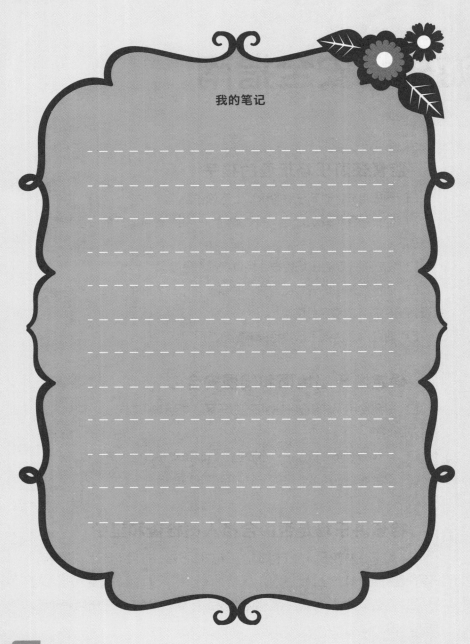

我的笔记

户外篇

　　在户外孩子受到的环境制约大大减少，他们成为活动的主动参与者，他们以阳光和新鲜的空气为伴。户外活动既满足了孩子爱动好玩的天性，又充分发挥了他们的想象力、动手能力和创造能力，还增加了他们对于自然的亲近。但千万不可忽视户外活动过程中的危险因素。

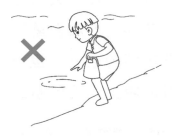01 溺 水

案例

😊 **雨雨 男 5岁**

　　雨雨跟爸爸去泳池游泳，爸爸发现十几分钟没有看到雨雨，也没有听到任何的呼叫。最后发现孩子时已经发生溺水，最终孩子没有抢救过来。

一、安全隐患

⚠ 小河边

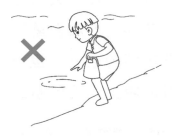

⚠ 禁止游泳的水区

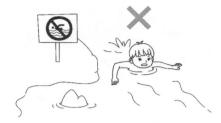

⚠ 游泳前没有做好暖身运动

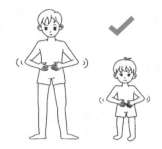

⚠ 游泳时没有成人保护

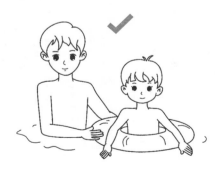

意外伤害预防与急救全攻略

二、高能预警

地点或场合	注意事项	安全建议
泳池	选择合格的有资质的游泳池	孩子必须在有游泳教练或会游泳的成人陪同下游泳
	不直接潜（跳）入水中	在下水前，做好暖身运动
	◆忌饭后立即游泳 ◆忌空腹游泳 ◆忌剧烈运动后游泳 ◆忌游泳时间过长 ◆忌租借游泳衣裤 ◆忌在不洁水域中游泳 ◆忌游泳后不洗漱 ◆忌将游泳安全寄托在水玩具上（如鸭子、水袖或吹气游泳圈）	在游泳池游泳时严格遵守游泳规则 学会使用救生圈和救生衣
	不要在游泳池中嬉闹	如果不会游泳，可以在浅水区学习游泳；如果会游泳，最好在水位低于头部游泳区游泳；儿童不独自去深水区
	溺水是无声的	成人要了解一定的溺水理论知识，同时做到有效监护

地点或场合	注意事项	安全建议
其他水域	不要独自一人在水边玩耍	严禁在河边或标有严禁游泳的区域游泳；野泳很难看清晰水底下的情形，并且会有水草等给泳者带来意想不到的伤害

三、急救措施

 溺水的常见表现

紧闭双眼

头发盖住了额头或眼睛

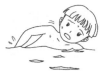

试图翻转身体

做出类似攀爬梯子的动作

头离水面很近，嘴巴位于水面

头向后倾斜，嘴巴张开

急促呼吸或喘气

双眼无神，无法聚焦

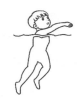

试图游向某个方向却无任何前进

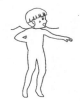

腿不动，身体垂直于水面

 溺水后的急救

◇ 不要不顾一切就跳下去救人（未成年人无论如何不能下水施救）。

◇ 紧急呼救。

◇ 迅速查看周围有没有可用的泡沫板等漂浮物可以扔给溺水者，忌用绳子、竹竿、长木条、长树枝（以免被落水者拉入水中）。

◇ 除非你已成年，会游泳且经常参加锻炼，有一定的施救经验，方可下深水救人。

◆ 下水前，迅速脱去长裤、鞋子、毛衣、外套。

◆ 深吸几口气，迅速调整呼吸，控制心率跳动，不要过于紧张，保持清醒头脑。

◆ 迅速向落水者靠近，在强烈挣扎的落水者前面 1~2 米距离下潜，判断水深。

◆ 在 2 米左右深度下潜，双脚蹬底，靠冲力推落水者臀部或者后背。

◆ 无论如何不要让落水者抱住自己，除非体重悬殊较大。

◇ 上岸后的抢救。

◆ 救援人员到达，交给有专业知识的救援人员。

◆ 如救援人员未到达可进行以下操作：

√ 请人帮忙呼叫"120"。

√ 迅速清除昏迷的落水者的口腔、鼻孔杂物，保持呼吸通畅。

√ 没有自主呼吸、心跳等，立即开始心肺复苏。

√ 心肺复苏见第 19~23 页。

√ 不要把时间浪费在企图把水控出体外。

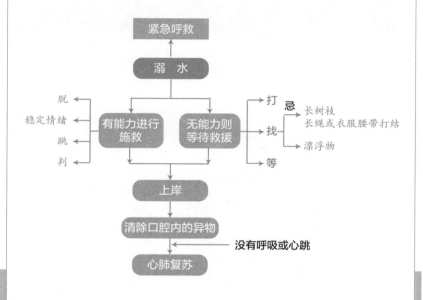

溺水的处置流程

02 冻 伤

案例

😊 **小玉 女7岁**

就诊时，奶奶说气温骤降，小玉的手指出现肿、痛的症状。

一、安全隐患

⚠️ 天气寒冷

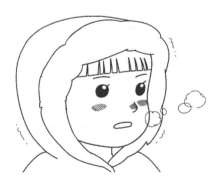

二、高能预警

地点 或场合	注意事项	安全建议
寒冷的 情况下	如果要到室外，需提前做好充分的防护工作	◆戴帽子 ◆戴太阳镜或护目镜 ◆戴连指手套，比露指手套更能有效保护手指 ◆穿保暖且防水的鞋子或靴子 ◆穿防风防雨服 ◆补充足够热量的食物或水分 ◆外出活动前告知家长要去哪里
	户外的水或金属会非常冷	不触碰户外的水或金属
	冻伤并不一定都是发生在寒冷的室外，将冷的物品，如冰砖、冰块放在皮肤上也会引起冻伤	在使用冰块时最好在冰块与皮肤之间隔一层布

三、急救措施

 冻伤表现

◇ 局部麻木——皮肤看上去苍白，蜡样感。

◇ 受伤区活动困难，如手指冻伤后活动起来显笨拙。

◇ 形成水疱，内含液体或血性积液。

◇ 严重的冻伤，局部皮肤还可能发黑。

处理

◇ 尽快转移至温暖的地方。

◇ 脱掉所有湿的衣服或手套、袜子等。

◇ 尽量温暖受伤区域。

◆ 温水洗，水温必须是温的，不能是烫水或热水。

◆ 用人体的温度，如将受累的手放在腋下。

◇ 禁忌

◆ 脚受伤后不要企图继续行走，除非需要走到温暖的地方。

◆ 在看到医护人员之前，如果还有可能进一步暴露于冷的环境，不要温暖受伤的部位。

◆ 不要揉搓冻伤部位。

◆ 不要用火或者火炉去温暖冻伤部位。

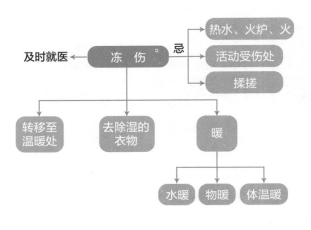

冻伤的处置流程

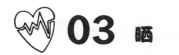 03 晒 伤

😊 **小辛 男 4 岁**

　　室外温度 38℃，太阳高照，小辛和妈妈在室外跟家人一起郊游。郊游回来小辛面部出现红斑。

😊 **鹏鹏 男 12 岁**

　　鹏鹏去海边游泳，游泳结束后项背部出现红斑，接下来的几天，局部灼痛，并出现蜕皮现象。

一、安全隐患

⚠ 烈日下游泳、运动

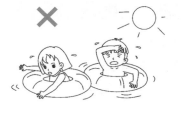

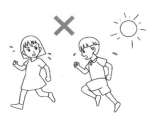

二、高能预警

地点 或场合	注意事项	安全建议
户外	户外运动应避开日光强烈的时间	中午 10 点到下午 2 点之间，是太阳光最强的时候，夏天户外活动的时候尽量避开这个时间
	户外活动前做好防晒工作	◆尽量不要让孩子直晒，尤其是 6 个月以下的婴儿 ◆中午阳光强烈户外活动时可以给孩子打伞或在遮阳篷里进行 ◆日光浴时穿戴遮阳帽、薄裤子和宽松上衣 ◆使用 SPF30 或更高防晒指数的防晒霜。外出前 15~30 分钟预擦，活动期间每间隔 1~2 小时涂擦一次 ◆戴好太阳镜

三、急救措施

 直晒后 3~5 小时开始出现晒伤的症状。

◇ 局部红（晒伤后 12~24 小时最明显，3 天左右逐渐消退）。

◇疼痛。

◇局部皮温增高。

◇晒伤比较严重，可能引起：

◆水疱形成

◆疼痛剧烈

◆局部肿

◆发热

 晒伤的处理

◇马上带孩子躲进树荫或其他遮蔽处。

◇用冷水敷伤处，忌冰水。

◇给孩子洗一个温水澡。

◇将孩子放在通风处。

◇外涂减缓疼痛的药物。

◇如果有水疱形成、发热、寒颤等症状，建议尽早带孩子就医。

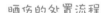

晒伤的处置流程

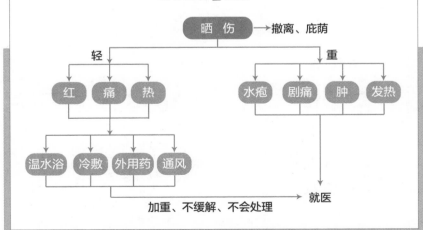

04 中 暑

☺ **小宇 男 9 岁**

　　夏日炎炎，小宇在外面玩耍，回家时满头大汗，说头痛，妈妈没有注意，过了一会儿小宇突然晕倒在地。

一、安全隐患

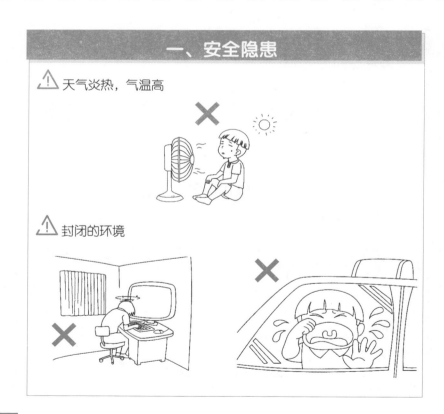

⚠ 天气炎热，气温高

⚠ 封闭的环境

二、高能预警

地点或场合	注意事项	安全建议
户外	注意防晒	尽量穿着轻便、浅颜色、宽松的服装，戴宽边的帽子
	补充液体	多饮水、果汁、蔬菜汁等液体，预防脱水；运动期间即使不感到口渴也要饮水
	时间规划	避开高温时段外出，尽量选择早上或者日落后外出
室内	不要长时间在高温封闭的室内活动	◆室内温度适宜 ◆室内通风 ◆忌长时间剧烈活动 ◆不要把孩子遗忘在车内

三、急救措施

 常见中暑表现如下：

◇ 头痛

◇ 头晕

◇ 口渴

◇ 多汗

◇ 四肢无力发酸

◇ 注意力不集中

◇ 动作不协调

处理

◇紧急呼叫"120"急救。

◇等待救援的过程中，可以进行以下操作：

◆立即撤离高温环境。将孩子快速移至有空调的环境，至少是阴凉处

◆解松或脱去不必要的衣服

◆降温可以尝试以下步骤：

·用湿水浸透的毛巾或海绵擦拭全身，通过蒸发降温

·将冰块放在孩子的腋下、腹股沟、颈部和后背（冰块可以用毛巾包绕，不要直接接触皮肤，以免引起冻伤）。

·用凉水淋浴或者浴盆浸湿孩子。

·如果中暑者是青少年和体格健壮，且是在运动中出现的，甚至可以使用冰块，但需防止冻伤。

 注意事项：

◇不要一次性大量饮水。应采用少量多次的饮水。

◇中暑恢复过程中，饮食宜清淡、比较容易消化。补充必要的水分、盐、热量、维生素、蛋白质等所需养分。

 就医：如果降温处理仍然不能缓解病情或不会处理，则需要及时送医院进一步处理。

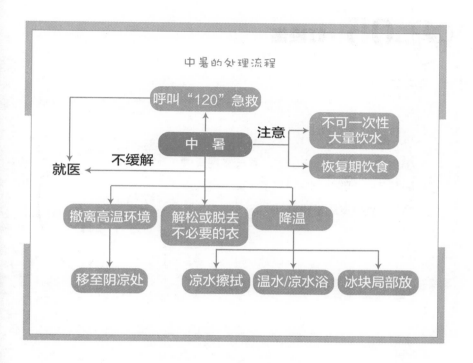

中暑的处理流程

05 叮咬伤

案例

😊 **小雨 男 4 岁**

    小雨户外玩耍后 12 小时，家长发现其颈部右侧多了一个黑点，吹不掉、擦不掉、还会动，就医后医生检查发现是蜱虫叮咬。

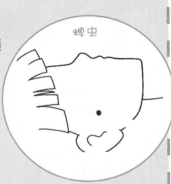

蜱虫

一、安全隐患

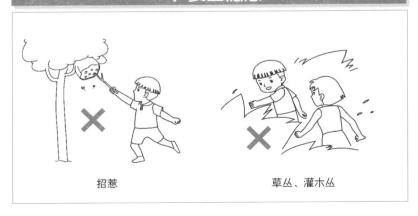

招惹　　　　　草丛、灌木丛

二、高能预警

地点或场合	注意事项	安全建议
户外	驱蚊驱虫；不招惹动物	草丛或户外活动时注意周围环境，甚至可以棍棒开路，以打草惊蛇
	外用防蚊虫叮咬液，穿长衫长裤	不穿鲜艳的衣物，如红色、明黄色。教孩子不要伸手抓蜜蜂，不徒手抓虫等

三、急救措施

 叮咬伤对人体的破坏作用

◇ 皮肤损伤

◇ 刺吸血液

◇ 毒液作用

◇ 过敏反应

◇ 传播疾病

 不同种类叮咬伤的处理

◇ 蛇咬伤

◆ 防止毒液扩散和吸收。被毒蛇咬伤后，不要惊慌失措，奔跑走动，这样会促使毒液快速向全身扩散。应立即让孩子坐下或躺下，陪同的成人迅速用可以找到的鞋带、裤带之类的绳子绑扎孩子伤口的近心端，阻断毒液经静脉和淋巴回流入心，同时不妨碍动脉血的供应（与止血的目的不同），结 20~30 分钟，放松 2~3 分钟再扎。

◆ 迅速排除毒液。立即用凉开水、矿泉水、肥皂水或 1:5000 高锰酸钾溶液冲洗伤口及周围皮肤，以洗掉伤口外表毒液。

◆ 呼叫"120"，紧急送医。

◆ 忌用冰袋冷敷。

◇ 蜇伤

◆ 用肥皂水冲洗伤口，还可以冰敷伤口，以减轻孩子的疼痛。

◆ 被毒虫蜇伤后，如果孩子出现呼吸困难、伤口红肿、呕吐或腹泻等症状，一定要立即带孩子看医生。

◇ 蚊虫叮咬

◆ 发现有蚊虫叮咬时千万不要一巴掌拍死它，可以轻轻地将它弹开或吹走。

◆ 不要用手抓蚊虫叮咬后的皮疹，以免造成感染和过敏性皮炎。

◆ 花露水中的薄荷、樟脑等成分不能改善其局部的炎症，反而会产生过敏反应导致接触性皮炎。即使没有过敏反应的人涂花露水，也只能暂时止痒，对于治疗蚊虫叮咬没有任何实质意义。

◇ 蜱虫

蜱虫咬伤在临床中越来越常见，很多人不知道该如何处理。孩子一旦被咬，最好尽快送到医院治疗。

◆ 不可强行拔除，以免撕伤皮肤并防止蜱虫口器折断在皮肤内。

◆ 可用乙醚、氯仿、旱烟油涂在蜱虫的头部或在蜱虫旁点燃烟头、蚊香烤它，数分钟后它会自行松口；或用凡士林、液体石蜡涂在蜱虫的头部，使其窒息，然后用镊子轻轻把蜱虫拉出。但需要注意的是如果自己在家无法处理，还是要尽快就医。

◆ 如果发现蜱虫的口器断在皮肤内需要手术切除。

06 猫狗咬伤

😊 贝贝 女 8 岁

　　贝贝被家里的宠物猫抓伤了，还被咬了一口，所幸齿痕不深。给予清创处理，接种破伤风疫苗，并在疾控中心接种狂犬疫苗。

一、安全隐患

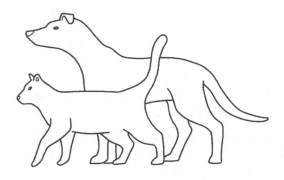

家养或野生的猫狗

二、高能预警

地点或场合	注意事项	安全建议
家里	勿招惹	在猫狗进食、休息，或是照顾猫狗宝宝时，都不要触碰它们
	与猫狗玩耍时，要保持距离	不要让孩子与动物玩激烈的游戏，如牵扯狗的尾巴或与其摔跤
	动作缓	在抱起自己或朋友家的猫狗时，动作一定要缓慢，不要粗暴急躁
	讲卫生	无论与狗、猫，还是乌龟、兔子等玩耍后，都要洗手。不是简单的冲洗，要用肥皂，并注意清洁指甲缝等隐蔽的地方
小区或户外	不要认为拴着的狗或栅栏后面的狗就没有危险	绝对不要招惹野生的或是不认识的动物
	不要把手伸进喂养猫狗的笼子里，更不能碰狗的尾巴；远离有狗妈妈在边上的小狗	如果遇到被狗追赶，不要马上转身跑开，也不要直接瞪视狗的眼睛。眼睛盯住地面，然后缓慢向后移动，逐渐离开

三、急救措施

 应告知孩子，万一被猫狗咬伤，不要因为害怕而隐瞒，要立刻告诉家长，及时采取处理措施。

◇ 绝对不能挤压伤口。不挤压是为了防止狂犬病毒以更快的速度进入神经系统。

◇ 孩子受伤后，不管是否打过狂犬疫苗，一定要彻底清洗伤口：

◆ 用大量清水冲洗伤口。

◆ 用 20% 肥皂水（也可以用肥皂）清洗伤口。

◆ 重复上述两步至少 20 分钟。

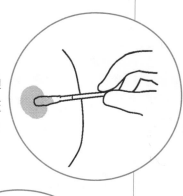

 消毒止血

◇ 在冲洗过后，按住出血区，压迫 10~20 分钟。伤口较深、出血较多时，直接压迫仍不能达到止血目的，可以用手指触及伤口近心端的动脉，压向邻近骨头，阻断血运来源，以达到止血目的。

◇ 在彻底冲洗止血后，用碘伏或双氧水涂抹伤口，以清除或杀灭局部的病毒。

◇ 消毒结束后，可以用干

净的纱布等包扎患处。

◇ 在做完以上紧急处理后，千万不要存有侥幸心理，一定要尽快把孩子送往医院，在24小时内接种狂犬疫苗，医生会酌情使用破伤风抗毒素和抗生素，以控制其他感染。

◇ 医院处理结束后，孩子回到家，如果出现以下情况，家长要及时跟医生联系或者送孩子到医院复诊：伤口发红、肿胀、触痛或疼痛加剧；伤口流出液增加或发出难闻的气味；发热超过38℃（口温）。

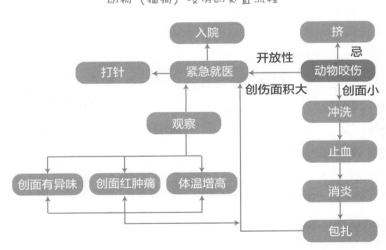

动物（猫狗）咬伤的处置流程

不同年龄阶段常见的伤害类型（户外篇）

年龄	0~12月（婴儿期）	1~3岁（幼儿期）	3~6岁（学龄前期）	6~12岁（学龄期）	12岁以上
跌倒跌落	婴儿车	婴儿车、推车、行走等	小推车、滑板车、健身器材、奔跑等	滑板车、自行车、健身器材等	健身器材
异物、误食	一般无	小区内植物、小的玩具部件、别人的丢弃糖果等	一般无		
动物（猫狗）咬伤	一般无	招惹小动物			野猫、野狗追赶咬伤
溺水	意外跌落水池	水池边、河边玩耍跌落			
交通	少，看护者带其外出时发生行人与机动车相撞事故	在小区内奔跑、不认识车的盲区等被汽车、电瓶车等碰撞	奔跑玩耍或骑行等；与汽车、电瓶车相撞	骑行、步行时与机动车相撞	
叮咬伤	一般无	泳池、池塘、水渠、草丛等	草丛、户外		
划伤、割伤	一般无	被草丛、户外等地的锐器割伤、划伤等			
中毒	一般无	有毒虫、草、有毒气体等，或捡食有毒物品等			

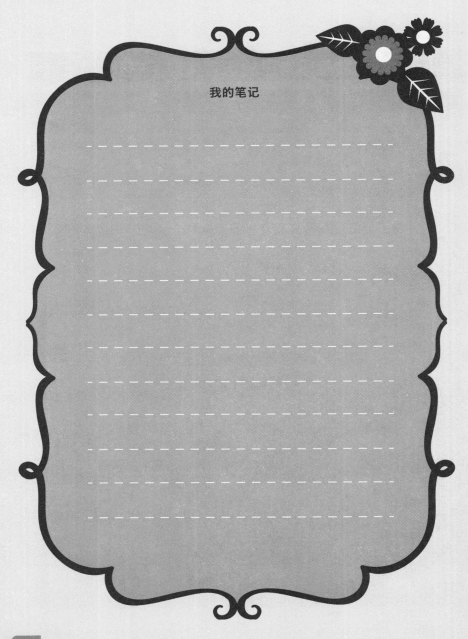

我的笔记

交通篇

　　交通与孩子的生活密不可分，每天上学、放学，节假日外出旅行，只要孩子走出家门，首先面对的就是交通安全。私家车、公共交通工具、摩托车、电瓶车、自行车、步行……随着交通出行的选择越来越多，交通意外伤害的形式也日益增多。

01 挤压伤、踩踏伤

案例

😊 **小米 男 2 岁**

　　爸爸抱着小米在地铁车门红灯闪烁的时候挤进地铁，车门关闭时夹住了小米的手。

😊 **小谷 男 4 岁**

　　小谷准备跟爸爸妈妈一起外出旅游，妈妈下车后随手关车门，没有想到小谷的手正放在车门边，小谷的手指因此被挤伤了。

一、安全隐患

⚠ 公共交通

地铁、公交车门

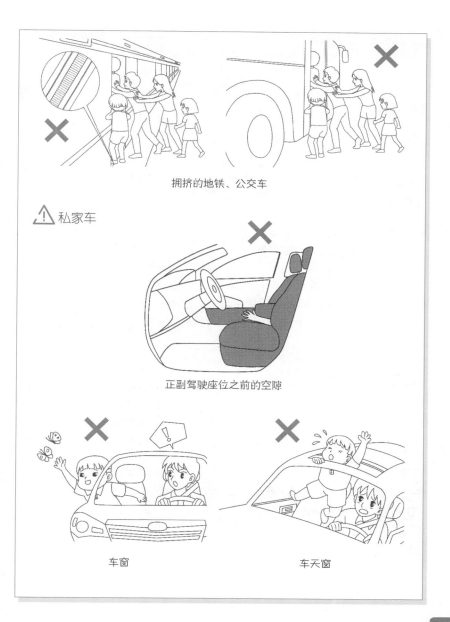

拥挤的地铁、公交车

⚠ 私家车

正副驾驶座位之前的空隙

车窗

车天窗

二、高能预警

地点或场合	注意事项	安全建议
公共交通	避开高峰出行；站台内不要逆向行走	如果被挤到了，要大声叫出来，喊出来
	当车门发出关门警报时，千万不要因为赶时间，强行进入车厢	尽量选择乘坐车头或车尾
	按照箭头指示方向上车，先下后上，不要拥挤	上地铁时当心列车与站台之间的间隙，小心脚被卡住
私家车	关闭儿童座位旁边的车窗，使用儿童安全锁锁住车门	避免儿童将手或头伸出车外
	慎开天窗	避免儿童将头探出车顶窗外
	帮孩子开门关门	孩子力气小，开关车门的时候容易被车门夹到。建议成人帮助孩子开关门，开关门时注意安全；更不要让孩子自己上下车，因为有时路面上的车子多，容易引起意外碰撞
自行车电瓶车电动车摩托车	在前后车轮外安装防绞伤的护栏或脚蹬	带孩子骑行要时刻提醒孩子"脚不要伸进车轮"；使用儿童专用座椅

三、急救措施

 踩踏伤

　　当身陷人潮汹涌、进退不得的人群中时，为了避免发生踩踏事故，最好的自救方法就是联合前后左右的人一起采用"人体麦克风法"。

1. 迅速与周围人简单沟通。

2. 一起有节奏地呼喊："后退。"

3. 逐层向外扩展传播，让外围的人加入呼喊。

4. 最外围的人迅速撤离疏散。

5. 绝对不要逆流往里冲。

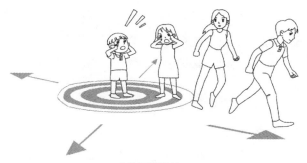

人体麦克风法

 挤压伤急救详见"公共场所篇"第 112 页。

02 撞 伤

😊 萱萱 女 5 岁

萱萱坐公共汽车去外婆家。突然，司机踩了一下刹车，萱萱的头一下撞到了前面的栏杆上。

😊 强强 男 10 岁

强强坐在私家车后排，没有系安全带。路上发生追尾事故，强强面部撞上前排座椅的后背，面部多处皮肤擦伤、挫伤、瘀伤。

😊 玲子 女 7 个月

爸爸开车，奶奶怀抱玲子坐在后排。路上发生侧方追尾事故。玲子从奶奶的手上飞出去撞在前挡风玻璃墙上，然后跌落在副驾驶位置。经诊断为硬膜外血肿。

😊 某小学生 男

2016 年 2 月 23 日，武汉一名小学生下校车后，在校车的左前方蹲下停留，校车开动时碾压该小学生，后抢救无效死亡。

😊 恩儿 男 15 个月

恩儿在小区路边玩耍时，被倒车的铲车撞倒后挤压了一下，导致"骨盆骨折，尿道断裂"。经过手术治疗，所幸孩子没有生命危险，但后期还要经历漫长的治疗。

丁丁 男 5 岁

正在路上行走的丁丁，突然向马路对面冲去，一辆直行的小轿车反应不及，虽然踩了急刹车，还是将丁丁撞倒了，丁丁送医后被确诊为重症颅脑损伤。

一、安全隐患

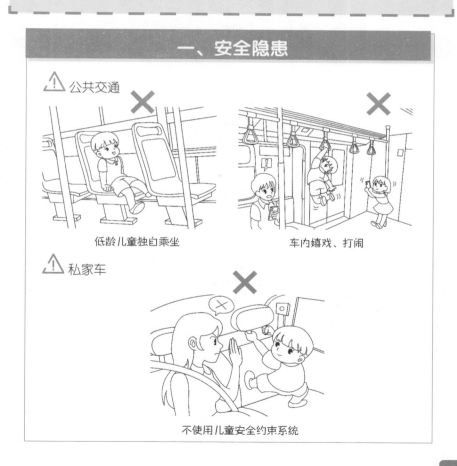

⚠ 公共交通

低龄儿童独自乘坐

车内嬉戏、打闹

⚠ 私家车

不使用儿童安全约束系统

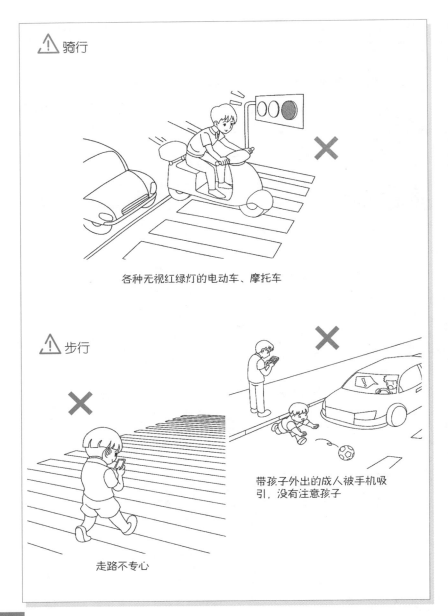

⚠ 骑行

各种无视红绿灯的电动车、摩托车

⚠ 步行

带孩子外出的成人被手机吸引，没有注意孩子

走路不专心

二、高能预警

出行方式	注意事项	安全建议
公共交通	在车厢内保持安静，不打闹、嬉戏	成人要牢牢抓住孩子，不要让他在车厢内跑动
	除非是婴儿或太小的孩子，否则在公交车上尽量不要抱孩子	有座位时，尽量让儿童单独坐一个位子，成人坐（站）在边上
	下车时，孩子后下，车门闭合可能夹伤孩子；儿童先下，有电动车窜出孩子容易被撞到	上车时让孩子先上，成人后上；下车时要同时下
私家车	不要在车内玩耍	尽量使用儿童安全约束系统，不要让孩子有机会打开车窗车门
	注意汽车盲区，即驾驶员坐在正常驾驶位置时，视线被车体遮挡不能直接看到的区域 汽车盲区	下车后应立刻离开，不要在汽车盲区内停留；不能在停放的汽车周围玩耍

出行方式	注意事项	安全建议
步行	走在路上时，要走人行道，没有人行道的道路，要远离车道；不要在行走时奔跑、嬉戏或打闹	在阴暗或天黑的情况下，最好穿颜色鲜亮或有反光条的衣服
	无论家庭还是学校，平时给孩子做好交通规则的普及和教育	过马路时，要走斑马线，成人一定要牵住孩子的手，先看信号灯，再看左右两边
	带孩子上街的父母不要边走边看手机；不要为了节省时间违反交通规则	父母要在孩子面前做好榜样

三、急救措施

◇ 如遇到追尾事故，要远离门窗，抓住牢固物体，趴下，低头，下巴紧贴胸前，以防颈部受伤。

◇ 如遇交通意外，先打"110"报警，如有人员受伤，拨打"120"求救，在急救人员确定可以下车后才能下车，在交警的指挥下安全撤离。

03 跌落伤

案例

😊 阳阳 男 3 岁

　　阳阳跟着妈妈坐地铁，站在站台旁等地铁时，妈妈转身拿东西的工夫，阳阳跌落到站台下面，导致颅脑损伤，所幸没有生命危险。

😊 小于 男 12 岁

　　小于骑自行车，在下坡时由于车速过快致摔倒，自行车车把撞到腹部，头撞到地面。面部头部多处受伤，腹部胰腺损伤。

一、安全隐患

⚠️ 公共交通

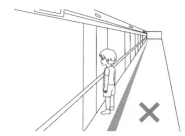

乘坐地铁、高铁时离站台边缘太近

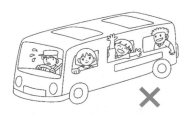

乘坐公交车时，身子向外探出

⚠ 私家车

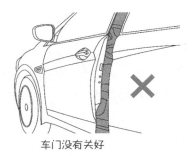

车门没有关好

⚠ 骑行

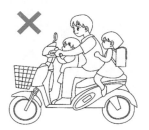

一车多带

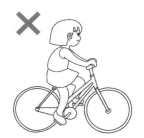

儿童骑车不戴头盔

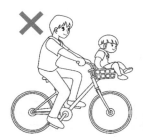

用车筐带孩子

二、高能预警

出行方式	注意事项	安全建议
地铁、火车	在安全线后排队候车	候车时，有序排队，不打闹
	充分了解站台的危险性	任何情况下，都千万不要跳下站台
	不要为了赶时间，冲进正在亮关门灯的车门	出行时留出足够的时间
公交车	进入车厢后，不要靠近车门，避免正在关闭的车门夹住书包或其他物品	站立乘车时，一定要抓紧栏杆和扶手，不要倚靠车门
	有座位时，要让孩子坐在内侧，尽量不要开窗	坐着的时候也要拉好扶手；任何情况下，不可将身体的任何部分探出窗外。
私家车	使用儿童安全约束系统	不要让儿童单独坐、或怀抱儿童坐在副驾驶的位置上；12岁以下儿童必须坐在后排；启用儿童安全约束系统

出行方式	注意事项	安全建议
骑行	头盔的正确佩戴方法： ◆头盔要戴端正，前后不倾斜 ◆前沿距孩子眉弓2指宽 ◆脸颊两侧的带子呈V字形，交汇处位于孩子耳朵下方 ◆张口时不感觉紧	儿童独自骑自行车、滑板车、轮滑时应佩戴头盔及护具
	在小区或游乐场所骑行时一定要有成人看护，不要在地面不平整的地方骑行	12周岁以下的孩子不能单独骑车（共享单车）上路
	尽量不要骑车带人	不能将孩子放在车筐内，也不能让孩子站在自行车的车梁上或是助动车的前踏板上，更不可以大孩子骑车带小孩子
	自行车和助动车不要车载怀抱小孩的人	自行车后座如要带儿童，应放置专用座椅；坐在自行车或助动车上的孩子要佩戴头盔，不要戴长围巾
	遵守交通规则	在非机动车道上骑行，骑车时速度不要太快；不要逆向骑行；不要戴耳机、看手机；不闯红灯，不单手、撒手骑车

三、急救措施

 常见损伤

◇ 皮肤损伤：包括挫伤、划伤等，症状轻的话，可先进行表面清创处理，包扎。

◇ 腹部损伤：小儿腹部损伤多见于 3~12 岁儿童，分为闭合性和开放性损伤两大类。当怀疑孩子有腹部损伤时，应及时送医院就诊，在自己送医就诊的条件不允许的情况下，紧急呼叫"120"急救人员。切忌在送医过程中给孩子饮水、进食。

◇ 刺伤：现场千万不要把刺伤物直接拔出，需在保留局部刺伤物的情况下送医。在送医的途中，不要给孩子进食、饮水，以备手术；安慰孩子保持镇静。

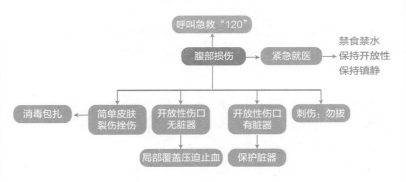

腹部损伤处理流程

 其他交通意外伤害

◇ 窒息

◆ 在乘车过程中最好不要给孩子进食，特别是果冻、坚果或棒棒糖等，因为在急刹车等状态下，容易引起窒息或者戳伤。

◆ 不要把孩子单独留在车内。

◆ 车内装饰品在急刹车状态可能带来意想不到的伤害。

◇ 烫伤

◆ 乘坐私家车时，不要玩车上的点烟器，手指探
入不易拔出，也容易引起烫伤。

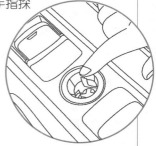

◆ 乘坐地铁、公共汽车、火车等公共交通时，
不要喝热饮，也不要让孩子取用或保管装有热
饮的杯子。

点烟器

 关于儿童安全座椅

◇ 如何选择

◆ 适用原则：根据孩子的年龄、身高、体重和生长发展趋势。

◆ 匹配原则：参照私家车和安全座椅的说明书进行选择。每辆车
的说明书都有固定的位置介绍所适合的安全座椅的类型和相应的安装
方法。

◆ 安装原则：家长要根据实际情况选择自己能够安装和使用的安
全座椅。

◇ 选用二手座椅要注意什么

如果是选择二手的儿童安全座椅，在使用前需要注意确认以下几
点：

· 是否发生过碰撞事故。

· 是否有厂家说明书。

· 是否属于被召回的产品。

·本身状态是否良好。

·部件是否完整。

·座椅侧壁是否有安装说明和标准。

·使用年限是否超过 6 年（部分安全座椅年限为 5~7 年，一般厂家会明确标出）。

◇　如何安装

◆　第一步：正确安装 5 点式安全座椅

·方向：后向性座椅必须面向后，新生儿至 1 岁宝贝（目前有国家一直使用至 4 岁）必须使用后向性座椅。

·座椅的最佳位置

安全座椅应安装在后排，避开安全气囊。如果孩子被安全气囊击中，会导致严重的伤害。

后排座位中间是最佳位置，这个位置比两边靠门的位置都要安全，能降低孩子在汽车撞击中受伤的概率。但如果中间位置不具备安装条件，可把座椅安装于其他两个座位。

如果特殊情况下，不得不让孩子坐在前排，安全座椅应该朝前，并尽量把前排的副驾驶位置向后移；如果条件允许，需要单独关闭副驾驶的安全气囊。但后向性座椅必须放置在后排。

·调节角度：后向性安全座椅都设有角度调节器，可以参照说明书和孩子的自身情况，按要求设置倾斜度，以保证孩子头部不往下坠。后向座椅的倾斜角度为 30°～45°。

·固定：牢固安装汽车儿童座椅使其左右移动不超过 2.5 厘米。

◆　第二步：肩带调节

无论是后向还是前向性安全座椅，均需要注意以下几点：

· 胸夹与胳肢窝平行。

· 胯带正好压在孩子胯部位置。

· 肩带紧贴肩部。

· 肩带系紧的标准：两个手指招不出多余肩带。

· 后背不要放置任何物品。两者所不同的是，后向时肩带稍低或平于肩膀，而前向肩带平于或稍高于肩部。

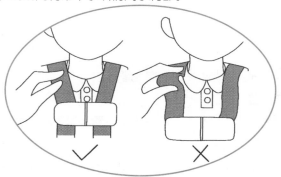

安全座椅的肩带调节

◆ 增高垫的使用

对于稍大年龄的儿童（一般指 7 岁以上），可以使用增高垫，但使用增高垫的孩子在乘车过程中必须使用三点式安全带。

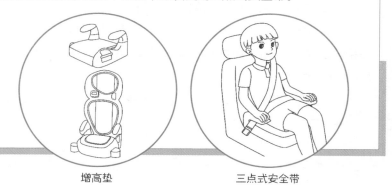

增高垫　　　　　　　　　三点式安全带

◆　安全带

　　孩子到什么时候才可以使用安全带呢？只要孩子符合以下几点要求，一般来讲就可以使用成人安全带了。

　　·足够高，坐着时不会有松松垮垮的样子。

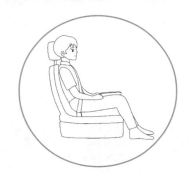

标准姿势

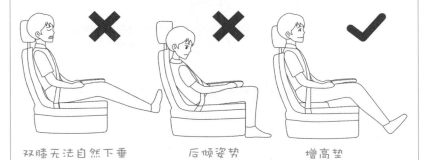

双膝无法自然下垂　　　　后倾姿势　　　　增高垫

　　·能够让后背一直靠在汽车座椅上。

　　·能够让膝盖沿着座椅的边缘自然完全下垂。

　　·能够将双脚平放在汽车底板上。

　　·在整个行程中都必须保持原位。

◇ 使用过程中的常见问题

◆ 冬季穿衣多

冬天的时候，给孩子穿上轻质夹克，带上帽子，把背带调整舒适后盖个毯子以保暖，厚重外套到户外再穿。因为座椅的紧凑设计是为了在最大程度上保护孩子的安全，如果孩子穿得太厚，安全带可能不能提供足够的保护。

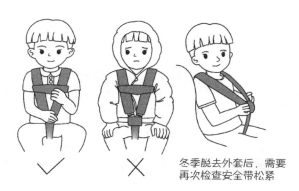

冬季脱去外套后，需要再次检查安全带松紧

◆ 玩具多

不要在座椅的周围放置太多的玩具，防止汽车行驶过程中造成其他的意外伤害。

◆ 长途旅行

对于长途旅行，需要做好充分的准备，途中做适当的休息。

◆ 孩子哭闹

很多家长提到孩子不适应座椅，一用就哭，所以索性就不用了。使用安全约束系统成人要给孩子做好榜样，让其养成习惯。

不同年龄阶段常见的伤害类型（交通篇）

年龄	1~3岁（幼儿期）	3~6岁（学龄前期）	6~12岁（学龄期）	12岁以上
跌倒跌落	道路行走期间绊倒，或从小推车上跌落；地铁或公交车跌落；乘坐私家车未使用安全约束系统自车内跌落	倚靠车门、扶手未抓紧、公交车刹车未站稳等；在公共交通设施内嬉戏、奔跑等跌倒；在骑行（自行车、滑板车、轮滑等）过程中，跌倒；自车内跌落	扶梯跌落；地铁内玩耍跌落，地铁站台跌落；骑行过程中跌落	
交通意外伤害	机动车相撞；机动车与行人；机动车与自行车、电瓶车等；自行车、电瓶车与行人；自行车、电瓶车与自行车、电瓶车			
窒息	公共交通工具内进食干果等呛咳入气道；私家车内进食食物；被单独留在私家车内	公共汽车、私家车等内进食；被单独留在私家车内	一般无	

年龄	1~3岁 （幼儿期）	3~6岁 （学龄前期）	6~12岁 （学龄期）	12岁以上
挤压伤	父母怀抱，门挤压	强行入车或地铁，被挤；私家车内手等放置于车门附近，引起挤压伤		地铁门、公共汽车门等公共出行工具中被挤伤夹伤
烫伤	车内烟头点火装备	公共交通过程中热水、热饮烫伤等；电瓶车、摩托车尾气烫伤等；私家车内点烟器等		少
其他	物体掉落砸伤	意外物体掉落砸伤等		少

停车场司机安全核查表

汽车启动前（车外）

☐ 驾驶证和保险证明。

☐ 打开车门前，绕车一周，看车周是否有孩子、玩具、宠物等。

☐ 开车时能够很清晰地看到靠近车周围的孩子。

☐ 没有乘坐汽车的孩子，有人专门看护，以便司机不会因为错误操作而导致他们受伤。

☐ 明确告诉孩子不要在车周围、停车场、靠近停车的地方或者停车的道路周围玩耍。

汽车行驶期间（车内）

☐ 每个孩子根据其年龄，体重和身高正确使用汽车座椅、增高垫或安全带。

☐ 任何年龄小于 12 岁的孩子都必须坐在汽车后排。

☐ 如果在不得已的情况下要在前排使用儿童座椅，一定要关闭安全气囊。

☐ 驾车过程中不超员。

☐ 给孩子正确使用汽车座椅或增高垫。

☐ 车内没有危险品。

停车后：汽车周围

☐ 下车前确认车已经熄火并锁上车。

☐ 孩子下车后，确认他们均有人看护并安全离开，再启动汽车离开。

☐ 绝不将孩子单独留在车内，哪怕几分钟。

儿童步行安全指南

□ 告知孩子过马路前要左看、右看、再左看，过马路过程中也要环顾四周，直至安全过马路。

□ 注意交通信号灯，通过人行道过马路。如果没有人行道，尽量远离交通繁华点。

□ 在过马路之前，教孩子与司机保持目光接触。

□ 10 岁以下的儿童需要在成人陪伴下过马路。 每个孩子都是不同的，但在生长发育过程中， 10 岁以前，大多数孩子都无法判断迎面而来的汽车的速度和距离。

□ 提醒孩子要特别警惕转向中的汽车或倒行中的汽车。

□ 告诉孩子不要在街道上跑跳，或在停靠的汽车之间穿行。

□ 如果孩子在黑暗中行走，告诉他们确保司机能够看到他们。让他们穿明亮的衣服，或者衣服上有反光条。

儿童安全座椅核查表

□ 座椅正确：查看安全座椅的说明书，确认该座椅适合您孩子的年龄、体重和身高。座椅也有使用期限，所以需要再次核查，以确认座椅是安全有效的。

□ 位置正确：所有年龄小于 12 周岁的孩子都必须坐在后排座位上。

□ 方向正确：小于 2 周岁的孩子尽量使用后向式安全座椅。当孩子长大，超过后向式使用范围时，转为前向式座椅，并且确保座椅正确使用 LATCH 系统或 ISOFIX 系统固定。

□ 座椅检测：一旦座椅固定后，左右或前后查看座椅是否牢固固定。固定牢固的座椅一般左右或前后移动度均不超过 2.5 厘米。

□ 松紧度检测：座椅扣带松紧度适中，以不可捏起皱褶为准。

我的笔记

图书在版编目（ＣＩＰ）数据

儿童意外伤害预防与急救全攻略 / 郑继翠著 . —— 上
海 : 中国中福会出版社 , 2019.1（2024.1 重印）

ISBN 978-7-5072-2732-1

Ⅰ . ①儿… Ⅱ . ①郑… Ⅲ . ①儿童—伤亡事故—预防
（卫生）②儿童—伤亡事故—急救 Ⅳ . ① R720.597

中国版本图书馆 CIP 数据核字 (2018) 第 276052 号

儿童意外伤害预防与急救全攻略

复旦大学附属儿科医院

郑继翠 著

出 版 人	余 岚
责任编辑	姜怡雯
封面设计	张工睿
插 图	黄 晶 孙怡春 谢 玲
出版发行	中国中福会出版社
社 址	上海市常熟路 157 号
邮政编码	200031
电 话	021-64373790
传 真	021-64373790

经 销	全国新华书店
印 制	上海宝山译文印刷厂有限公司
开 本	890mm × 1240mm 1/32
印 张	5.75
字 数	125 千字
版 次	2019 年 7 月第 1 版
印 次	2024 年 1 月第 4 次印刷
书 号	ISBN 978-7-5072-2732-1/R·14
定 价	38.00 元